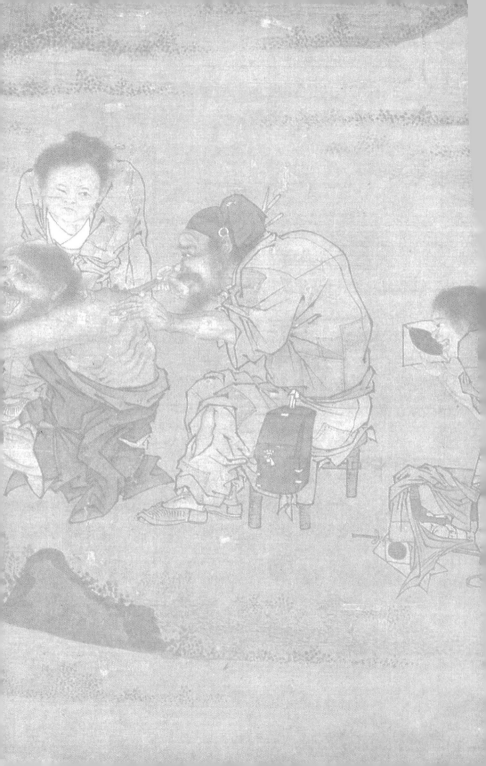

青囊散记

品趣味故事

学实用中医

陈腾飞 著

人民卫生出版社
·北京·

图书在版编目（CIP）数据

青囊散记：品趣味故事，学实用中医 / 陈腾飞著
. — 北京：人民卫生出版社，2021.3
ISBN 978-7-117-31287-5

Ⅰ. ①青 … Ⅱ. ①陈 … Ⅲ. ①中医学 – 文集 Ⅳ.
①R2-53

中国版本图书馆 CIP 数据核字（2021）第 032658 号

青囊散记——品趣味故事，学实用中医
Qingnang Sanji——Pin Quwei Gushi, Xue Shiyong Zhongyi

著　　者　陈腾飞
出版发行　人民卫生出版社（中继线 010-59780011）
地　　址　北京市朝阳区潘家园南里 19 号
邮　　编　100021
E - mail　pmph @ pmph.com
购书热线　010-59787592　010-59787584　010-65264830
印　　刷　三河市宏达印刷有限公司（胜利）
经　　销　新华书店
开　　本　850×1168　1/32　印张　7
字　　数　156 千字
版　　次　2021 年 3 月第 1 版
印　　次　2021 年 3 月第 1 次印刷
标准书号　ISBN 978-7-117-31287-5
定　　价　48.00 元

前　言

三国时期的名医华佗，行刑之前将自己所著的医书，装在一个青色的囊中，送给了侍奉他的狱卒。这个承载华佗医术的青囊，便成了中医的代名词。我习青囊之术有年，在此期间零零散散写下了一些随笔札记，现将之汇集成册，取名《青囊散记》。

这本《青囊散记》由医林人物、方药传奇、药食同源、外治奇法、读书小志五个部分组成。"医林人物"以著名医家的某件医事为引，用现代语言还原其历史场景，在叙事中渗透中医学的原理；"方药传奇"和"药食同源"部分，所述多是生活中常见之品，如金银花、冬虫夏草、人参、甘草、生姜、鸡蛋、萝卜等，但写作之立意尽量不落俗套，一些急救妙招也常会穿插其间；"外治奇法"，奇在法简而效宏，如掐人中以终止癫痫持续、扎中指以止鼻血淋漓、巧推拿以疗小儿腹泻和发热等，了解这些不仅可以满足身家之用，还可能在缺医少药的旅途中，演绎一段急救传奇。"读书小志"部分，介绍了一些我读过的印象深刻的书籍，围绕着书的主题探讨了一些常见的医学问题，对于由浅入深了解中医，可以起到一些指引作用。

这部书在人民卫生出版社的编辑出版过程中，恰好赶上了新型冠状病毒肆虐。我于 1 月 27 日（正月初三）随北京援鄂医疗队，前往武汉协和医院西院区，参与重症和危重症新冠患者的救治。经过 65 天的艰苦战斗，疫情终于得到控制，迎来武汉解封，回京之后继续着手本书的修改整理。经此大疫，感慨良多，在应对这场百年未有的大疫中，中医药发挥了巨大的作用。相信通过这次疫情中的中医药力量的展现，会有更多的人对中医药产生兴趣。希望这本《青囊散记》，对于有兴趣学习中医的朋友们有所帮助！

陈腾飞

2020 年 5 月 7 日

目　录

医林人物

方药传奇

药食同源

外治奇法

读书小志

医林人物

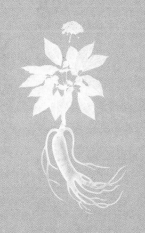

傅山与清和元饭庄

太原有一家老字号，店名清和元，将近300年历史了。这家店能传至今天，全仰仗了傅山。

清和元饭庄的前身，不过是一家普通的清真羊杂小店。小店距离傅山住处很近，傅山隔三差五地来喝羊杂汤。当时的傅山已名满天下，因坚守气节而备受百姓尊重。每当傅山来店中，店主都要陪着小酌两杯，听傅先生讲讲古今趣事。

这家店主姓朵，他虽是一个商贩，却过于忠厚，不善经营，开店多年，仅能勉强维持门面。傅山常来店中，早将一切看在眼里。一日喝完羊杂汤，傅山又同朵姓店主小酌起来。酒到酣处，傅山不禁又骂起满清政府来。

陡然话锋一转，傅山谈起了小店的经营，"我来你店中喝羊杂汤多年，深知你为人忠厚，可惜经营惨淡，至今仍是一家小店面。我打算帮你一把，让你的生意好起来。"店主听完大喜，不觉正襟危坐，听傅先生议论起来。

傅山饮完杯中黄酒，继续畅谈："你家的羊杂汤味道醇厚，可是街面上卖羊杂汤的处处都是，若单经营羊汤，很难脱颖而出。为今之计，只有出奇制胜。"店家忙将酒续上，"不知先生所说的'奇'是如何奇法？"

这一问，傅山谈起了多年前创制的一道药膳。

"几年之前，家母体弱多病，饮食不馨，常觉疲乏，四肢冷痛，一到立秋白露之后，尤其严重。察色按脉之后，我冥思良久，悟到此乃年事渐高，髓海不充，脾胃之气渐弱。脾胃虚弱，则饮食不进，饮食不进，则气血生化无源，气血无源，则不能濡养四肢，四肢失于温养，则风寒易于外袭，风寒痹阻经脉，则易出现肢体冷痛。用药虽能取效一时，终不是治本之法。若论填精益髓，还得靠饮食缓缓滋养。我遂创一道药膳，此膳以羊肉、羊脊髓、黄芪、山药、高良姜、藕片、酒糟为原料同煮，汤成之后，勾入煨面少许，不加任何佐料，只以腌制的咸韭菜为引子。

药膳中的羊肉和羊脊髓温养填精以补髓海，黄芪和高良姜健脾调胃以进饮食，藕片和山药养阴润肺健脾，防止温燥太过，酒糟仍余酒性，通经活血，行走四肢。韭菜又名还魂草，性温热入肾经，用咸韭菜做引子，一则矫味祛腥气，二则引诸物入肾。

家母于当年白露时节起，每天晨起空腹服下一碗，服用三月之后，食量渐增，气力渐长。之后每年白露节起，都喝此汤，喝至立春停止。四年之后，旧恙悉除。"

"那先生的意思，是让小店也依法制作此药膳？"朵姓店主略显激动，立即追问道。

"正是此意"，傅山爽快地答道，"只是以此汤为早食，壮汉多不能填饱饥肠，依我之见，可以将我们平时吃的帽盒掰碎泡入汤中一起食用。若有耐酒性者，还可烫一小壶米酒，以助汤力。但此物性热，只宜在秋季白露之后，冬去立春之前服用。"

店家听完傅山高论，啧啧称奇，兴奋不已。赶快拿来笔墨，将药膳配方记录了下来。

"敢问傅先生，这道药膳叫什么名字？我也好写在招牌上"，店家接着问道。

傅山低头沉思片刻，"这道药膳还没有名字，它煮好之后，色白质稠，如脑髓之状，而帽盒又形圆中空，正类鞑子的头颅，不妨叫作'头脑'吧！"店家听着名字怪怪的，又不好反驳。正在犹豫之际，傅山又说话了："既然要重新开张，'朵记羊汤杂碎'的名号也要改成大气的字号。我已想好，就叫'清和元'，连起来恰好是'清和元——头脑杂割'，正快我心"。

店家这才明白傅山的用意：元朝为蒙古族入侵汉地，当今清朝是满族入侵汉地，原来傅先生是把他的民族气节嵌在了字号里。店家连忙叫小二铺宣纸研徽墨，请傅山题写店名。

傅山正在兴头上，提笔一挥而就，"清和元"三个大字跃然纸上，下面又补了四个小号字——"头脑杂割"。傅山的字画是世间珍品，朵记小店有了他的真迹匾额和亲配的药膳处方，顿时生意兴隆。傅山对小店的帮助不止于此，他还常介绍合适的病人来吃清和元的"头脑"，以健脾开胃，益髓填精，调理善后。在傅山的帮助下，小店很快宾客盈门，来吃头脑的队伍一直排到了街上。

许绅急救嘉靖皇帝

许绅，北京人，第一职业是明朝的御医。

嘉靖初年，许绅只是供职于太医院药房的一名普通职员，因受到嘉靖皇帝的赏识，不断升迁，很快担任了太医院院长职务，管理太医院事务。

从太医做到太医院院长，不是件稀奇的事情。然而由太医院院长加封至工部尚书、礼部尚书、太子太保，那简直是个奇迹了。工部尚书在明代是正二品，职位约等于现在主管工业信息、农业部、水利部、交通部、建设部等的国务院副总理。

一个医生，何以获得这样的殊荣呢？因为他救了嘉靖皇帝的命。如果没有许绅，《明史》的《世宗本纪》也许要截止在嘉靖二十一年了。

嘉靖二十一年，宫女杨金英等想谋杀嘉靖皇帝。在古代宫廷，谋杀的方式不是很多，大概只有下毒、刀剑行刺、绳索勒杀。这些体格柔弱的宫女选择了最后一种方式，她们找来了帛，趁嘉靖皇帝熟睡之际勒在了他的脖子上，嘉靖皇帝当场气绝。

本以为嘉靖皇帝必死无疑了，然而事情败露了。太医院众御医匆匆赶来急救，院长许绅当然要身先士卒。许绅这时所承受的心理压力，是局外人无法想象的，如果救不活嘉靖皇帝，自己不仅爵禄不保，怕是性命也堪忧了。据《明史·方技传》的记载，许绅调了一剂峻药，给嘉靖皇帝慢慢灌下，服药的时间是早上九点多钟，许绅经历了四个小时的焦灼等待，到下午两点多钟的样子（未时），奇迹发生了，嘉靖皇帝喉间发出了声音（气从口出的表现），随即排出紫红色的粪便（这个属于中医所说的瘀血），就此苏醒，又服用几剂药后痊愈。

经历了此次起死回生，嘉靖皇帝对许绅的赏识已经升级为感恩了。于是，许绅连升三阶，由正五品的太医院院使提拔为了正二品的尚书，成了明朝历史上由医而官最显赫的一人。然而许绅的好景并不长，救活嘉靖皇帝没几天，许绅生病了。许绅深知其病因是"曩者宫变，不效必杀身，因此惊悸"，而且"非药石所能疗也"。过了不久，他便去世了。

出于政治原因，嘉靖皇帝被谋杀被抢救的细节，很少有人知道，到了《明史》的编者，也只能语焉不详了。因此野史又有传言，是宫女杨金英一时紧张忙乱，把帛绳打成了死结，嘉靖皇帝只是被吓昏过去了。

从医学角度来看，如果嘉靖皇帝真的被勒得气绝了，及时抢救也有救活的可能。早在东汉末年，医圣张仲景在其著作《金匮要略》里，已经提到了缢死的复苏抢救，而且强调了抢救时间：如果发现及时也可能救活。

通过《明史》记载许绅的抢救过程可知，许绅没有选择自缢猝死的复苏，而是给以药物，且药物尚可以喂下。由此断定，嘉靖皇帝只是处在了昏厥状态，并没有"死亡"。许绅又何以要调峻药下之？嘉靖皇帝又何以"排紫血数升"（原文是这么记录的，实际不太可能排出紫血，而是前文笔者所说的紫红色的粪便）而苏呢？因为，中医学认为受外力击打导致的神昏"气绝"，乃瘀血上冲，闭阻神明。嘉靖皇帝被宫女强行勒死，其病机与打击跌仆相同，所以选择了同样的治法。许绅凭借其精湛的医术和过人的胆识，救了嘉靖的命，而他自己却因四个小时的高度紧张患了心律失常，终究不治而亡。在皇帝一家说了算的时代里，御医们大多都是在战战兢兢中，结束其悲剧的一生。

刘完素的顿悟

刘完素是金元四大家之首，25 岁时才开始学医。他从《黄帝内经》入手，精研不辍，废寝忘食，至 60 岁方止，共研究了 35 年，终有所悟，写成了医学名著——《素问玄机原病式》。

宋儒朱熹提倡"半日读书，半日静坐"，刘完素学医时也采用了这种学习方法。一日读书完毕，刘完素于静室中澄神端坐入定，似睡似醒之间，忽然见到两位道士从门而入，一位道士手持一杯美酒，让其服下。小小一盏酒，刘完素一饮而尽，然而再看盏中，仍是满的。不停地喝了二三十口，实在喝不下去了。

两位道士见状笑了，其中一位对刘完素说："如果实在喝不下去，就吐回盏中吧。"刘完素依言将酒吐回了盏内。道士将酒盏接过，把酒倒入随身携带的葫芦中，转身出门走了。

刘完素恍然如梦初醒，口中仍有酒的余香。连忙出门追寻两位道士，却早已没有了踪影。说来也奇怪，自从幻境中饮美酒之后，刘完素心智大开，诸多不解之经文，一一悟透，于是执笔著述，写了《素问玄机原病式》和《宣明方论》。

这个经历实在有些荒诞，说与人听，徒增笑料。所以，刘完素一直默默地守着这个秘密。直到多年以后，遇到了自己的徒孙，曾任安国军节度使的程道济，才将这个奇特的经历讲了出来。王冰在《黄帝内经素问注》序里说："刻意精研，探微索隐，或识契真要，则目牛全无。故动则有成，犹鬼神幽赞，而命世奇杰，时时间出焉。"刘完素"饮上池水"的经历，是王冰这段话的完美写照。

此时的刘完素，医道和医技已臻上乘，但因用药风格与世俗不合，多遭同道诽谤，直到徒孙程道济的出现，刘完素在医界的地位才有所改观。程道济师从于刘完素的弟子董系，而董系与程道济的师生缘则由程道济的病而起。

程道济在中都（今北京）监修大内时，得了腿脚疼痛的疾病，被诸医诊为肾部虚寒，屡用姜、附、硫黄及艾灼，治疗两年无寸效。一日求诊于董系，董诊为肾经积热，要用凉药泻热。程道济略通医理，业余也行医，便与董系畅谈起来，交谈过程中发现，董系所熟悉的不过五行生克之理，治病时所惯用的也就那么几首方剂，对于脉诀等皆不通晓。所以，他并不信任董系。试服了一剂药后，泄利频频，身形困顿，对董系的医术更加怀疑了。然而，他没有就此否定董系，经过数月的观察，他发现董系治疗伤寒杂病，多用寒凉疏通的药物，而且"十医十愈"，其应如神，对于贫困的病人，皆不收诊金，有的还赠以药费。渐渐地，程道济对董系敬重了起来。当他们再次见面，谈及腿脚疼痛的疾病时，董系为之详细讲解了五行生克制化之理，程道济这才恍然大悟，坚持服药。服用数十日之后，疼痛减弱，精力爽健，非旧日可比。此后，程道济于饮食服药，多崇尚寒凉，几年之后，宿疾全除，神清体健。

程道济通过亲身经历，愈加叹服河间医派的神奇，董系也将自身经验和师门《素问玄机原病式》悉心传授。程道济学成之后，将河间医派用于扶危救急，不计报酬，三十余年间，所治伤寒在七日之内痊愈者多达四五千人，诸般危症坏症，医家束手不治者，救活有二百余人。此外，程道济还利用自己开国侯的身份，举荐自己的师父董系为达官贵人治病。自天德五年起，董系医名大振，士大夫之家争相延请，一时间名利双收。河间医派也由此渐渐进入上流社会。

程道济宦海浮沉，每到一处为官，皆不忘公余聚集诸医解说《素问》经旨。大定二十二年（公元1182年），程道济为官邢台时，遇到一位医生，名叫孙执中，出资请刻《素问玄机原病式》，以广其流传，使天下疾苦大众皆受其益。程道济闻言欣然应允，当即挥毫写长序一篇。四年后，即真定二十三年（公元1186年），《素问玄机原病式》首次刊行于世，河间医派由此大昌。

义乌"三溪"

浙江义乌市曾出过三位医家，他们生活在不同的时代，却有着千丝万缕的联系。最终，他们都在中国医学史上留下了浓墨重彩的一笔。

元代的朱彦修被后人尊为"丹溪先生"，是"三溪"之首。他原本醉心于理学，三十岁时母亲患病，众医家久治不愈，开始留心医药。先自学《素问》三年，治好了母亲的病，但并没有就此以医为业。四十岁时再次研读《素问》，感悟又深一层。四十四岁时，听说有名医罗知悌，亲往拜访十余次，终于被罗知悌接纳。在罗知悌处学习多年，见识到了刘完素、张从正、李东垣、王海藏诸名医的著作，眼界顿开。又经过近三十年的临证，形成了"阴易乏阳易亢，攻击宜详审，正气须保护"的学术思想。留下了《格致余论》《局方发挥》《丹溪心法》三书，被后世尊为"滋阴派"鼻祖，与刘完素、张从正、李东垣共享"金元四大家"之名。

朱彦修所居住的村子叫丹溪村，后来人们就尊称他为"丹溪先生"或"丹溪翁"。丹溪先生去世后，墓地被修成了丹溪陵园，以供后人凭吊。丹溪翁的事迹在当地世世代代流传，他逐渐变成了当地人

青囊戏记——品趣味故事，学实用中医

心目中的"菩萨"，所以，丹溪陵园门口卖香火的老人们常常对游客说："给菩萨上炷香吧，他会保佑您"。

丹溪翁去世后八十年，正值明英宗正统年间，虞天民出生，他是"义乌三溪"中的"花溪"。虞天民和别的孩子一样，从小立志走科举之路，虽然家里祖辈几代人行医，但他并没有就此习医，后因母亲生病，才转而研读医学。他的学医之路主要是研读家传医学与丹溪医学。几经寒暑，虞天民之医术大进，为人治病辄验，很快成为了当地名医。

虞天民晚年自号"花溪恒德老人"，七十八岁时写成《医学正传》一书，此书收集了朱丹溪的大量医疗经验，并将家传验方一一公之于世。部分病证附有医案，即使治疗不效之处亦直言不讳，如"胃脘痛"一节载医案一则：一男子三十五岁，胃脘疼痛经年，面黄形瘦，纳食少，常有腹中胀满感，来虞天民处求诊，予以加味枳术丸，服后不仅无效，疼痛反而加剧，叫号之声闻于四邻，患者不堪忍受病痛折磨，向父母妻儿写好遗嘱，准备自杀。家属又请来虞天民诊治，此次处以大剂桃核承气汤，连服两次，大下瘀血四五碗，之后三天疲倦不能言语，令家属少量喂服稀粥，慢慢调理，最终痊愈。

"花溪恒德老人"凭借自己精湛的医术和高尚的医德，成为了当地继朱丹溪之后最有影响力的名医。他的医学著作除了《医学正传》，还有《苍生司命》一书流传至今。

丹溪翁去世后五百二十五年，花溪恒德老人去世后三百六十六年，陈无咎诞生。陈无咎起初也立志走科举道路，而且还小有成就，在宣统元年，二十六岁的陈无咎补博士弟子，举省试高第。只因七八岁时患了疟疾，此后每年夏秋之交要发作一次，并且每过一年，发作的病程就要长一点，二十二岁时寒热往来竟然月余不愈。遍请当地的医生治疗也没有治好。此时，陈无咎的母亲给他讲了乡贤丹溪翁因母病学医的故事，建议他学医以自救。陈无咎聪慧过人，很快找到了《景岳全书》的四兽、休疟二方，用这两方加减服用，竟然一剂起效，数剂痊愈。病愈之后，他对中医学产生了浓厚的兴趣。

陈无咎并没有因此以医为业，而是以天下为己任，追随孙中山先生进行革命工作。期间，他为孙中山、于右任、沈钧儒等许多革命元老诊治过疾病，而且效果奇佳。随着屡次革命的失败，陈无咎开始隐居，并以医为业。陈无咎的出生地有黄山溪，加之对丹溪翁的仰慕，行医时就以"黄溪"为号了。

陈无咎后半生主要在上海行医，因仰慕乡贤丹溪先生，遂创办丹溪学社，自任教授。不过，黄溪先生身上体现的更多是丹溪翁精研《素问》，善体物性的精神，而非丹溪翁的一法一方。陈无咎于解放前去世，留下了《明教方》《黄溪大案》等著作八种。限于历史条件，这八种著作流传不是很广，直到2010年才被收入《名医遗珍系列丛书》重版。

"义乌三溪"，有着类似的医学经历，他们起初皆不以医为业，后因家人或自己生病转而学医；他们在学医的过程中，都重视《素问》的研究学习；他们临证时都精于脉诊，预断病情之准确都曾令患者叹服；他们都著书立言流传后世，而且对医界都有很大的影响力。种种相似，使"义乌三溪"成了中国医学史上不朽的传奇。

毛祥麟与电除颤

毛祥麟，号对山，他的名字因《对山医话》而在中医界流传。毛对山是上海人，他的医学造诣虽然精深，但医术只不过是其晚年用以谋生的手艺。他的主业是诗人和山水画家。

毛对山在笔墨之余，写了一本书，名字就叫《墨余录》。这本书于同治庚午年（1870 年）刻印出版。书的内容十分丰富，主要记叙清朝道光、咸丰、同治年间苏松地区的政治、经济、文化教育、社会风俗等方面的情况，为研究鸦片战争后清王朝的历史提供了宝贵的资料。

在《墨余录》里有九则医学笔记，被曹炳章摘出编为《对山医话·补编》，收入曹氏著作《清代名医医话精华》一书。这九则笔记中，有一则论述"电气治病"。其云："有患暴厥及中风麻木，肢体不仁者，电能疗之。法以电线按患处，若针灸然，或蓄电于筒，令患者身贴而手按之，即取效。盖电能随人筋络，以运行骨节间，其功固甚速耳。"

中风导致肢体麻木不仁，是筋脉失养导致的。以毛对山对电的功效解说，电可以迅速通经络，故用电来治疗筋脉失养的病不难理解。可用来治疗"暴厥"是什么道理呢？

"暴厥"是古代中医对于突然昏厥不省人事状态的统称，这其中自然也包含了心源性的，比如心脏骤停以及骤停前的室颤。若从现代医学实际来讲，除了室颤和心脏骤停，又有哪一种昏厥适合电击呢？所以，笔者觉得，这个模糊的记载里可能蕴含了电除颤的机制。

《墨余录》九则医学笔记中，有两则明确论述了西医学。一则论述"古西医"，一则论述"听肺术"，那么，"电气治病"是否直接转载自西医学呢？我们来看看历史。

1899 年，Prevost 和 Battelli 在狗身上进行心脏电生理研究时发现，低能量的电击可以诱发室颤，较高能量的电击可以逆转室颤，恢复正常节律。他们由此提出了"电除颤"的概念。1947 年，一个 14 岁的小男孩开胸手术过程中突然心跳骤停，胸内心脏按压 45 分钟后仍未出现自主心律，心外科医师 Beck 使用特制的胸内除颤电极，成功除颤恢复窦律。1956 年，Zoll 医师首次使用交流电进行体外除颤并取得成功，这是第一台真正意义上的体外除颤仪。毛祥麟的《墨余录》刊刻于 1870 年，至少比电除颤的发现早了 20 年。

记载"电气疗病"尤其是提到"蓄电于筒"，说明当时人类已经认识了电，而且可以收集储备。美国先贤本杰明·富兰克林的风筝实验是 1752 年 6 月完成的，当时人类开始认识电，并且能储存电能。公元 1831 年，法拉第建造了第一座发电机，可以人工发电。毛祥麟的记载在这些研究之后。这些科学家们对电的研究，为毛祥麟的"电气疗病"打下了基础。

中国最早使用电能是清光绪五年（1878 年），当时在上海的英国殖民主义者，为了欢迎美国总统格兰脱路过上海，特地运来了一台小型引擎发电机，从清光绪五年（1879年）8月17日至18日在上海外滩使用了两个晚上。清光绪八年（1882年）7月26日，英国商人开办的上海电光公司开始供电，这是我国土地上正式发电的第一座电厂。这些事件都在毛祥麟记载"电气疗病"之后，那么毛祥麟的记载不太可能是直接经验了。

　　毛祥麟是上海人，上海是最早接触外来文明，并且迅速与世界接轨的城市之一，处在这样的环境里，毛祥麟很容易接触到先进的科学知识。毛祥麟的"电气疗病"受到外来科学知识的影响是毫无疑问的。至于他是直接接受了"电气疗病"，还是在了解了电之后，通过一些外来实践案例的积攒，设想出了"电气疗病"，我们无从查证了。

　　然而，用电击治疗"暴厥"中蕴含的电除颤机理，是早于Prevost和Battelli 20年的。如果当时国内医家注意到了毛祥麟这则笔记，进行了临床研究，焉知电除颤不会在我国诞生呢？

徐之才与智齿

我国古代医学典籍《素问·上古天真论》，把人的发育分成了几个阶段。男子的发育以"八年"为周期，其中有一阶段叫"三八，肾气平均，筋骨坚强，故真牙生而长极"，而女子则是"三七，肾气平均，真牙生而长极"。

"牙"即"齿"，"真牙"就是"真齿"，随着中华文明的发展，把"真"和"齿"合在一起，造出一个字——齻。至于齻是怎么长出来的，岐伯没有说，只说到了三八二十四岁，一般男子们的真牙都已经长好了。而实际生活中，真牙的"生而长极"绝不是一个低调的过程，大部分的真牙都要炫耀一下自己的诞生。

北齐年间，武成皇帝长了一颗真牙，疼痛难忍，于是召来众医师询问缘由。这时，尚药典御邓宣文如实做了回答："您到了长真牙的年纪，长真牙难免会疼，医药没有什么好的办法，等它完全长出来就不疼了。"武成皇帝本就疼痛难忍，焦躁不安，听了御医说没有办法医治，不禁大怒，觉得白养了一群饭桶，当即下令把邓宣文拉出去乱棒打了一通。

众御医正心惊胆战之时，天才名医兼当朝高官徐之才求见。武成皇帝素来欣赏徐之才，连忙向他询问。徐之才听完"哈哈"一笑，随即拱手贺道："您长的这颗牙叫智齿，是聪明长寿的象征，应该高兴才对。"武成皇帝听完解说，愁云顿散，重重赏了徐之才。

这个小故事被记载进了《北齐书·徐之才》传，"智齿"的称谓也由此而流传了下来。

智齿的位置从门牙牙缝开始，由一侧门牙向里数，它是第八颗。每个人长智齿的年龄体差异很大，有的人20岁之前就长了，有的人40、50岁才长，有的人终生没有长，这些都是正常的。而且，四颗智齿也不是都会长出来，有的智齿可能只长1至2颗，有的智齿长到一半就不再生长。这种"长了一半"的情况称为智齿阻生，如果横长在了牙床里面，就叫水平阻生智齿。

在青春期后期，颌骨已经定型，有些人颌骨不够大，没有足够位置供智齿萌出。智齿就会阻生在颌骨内，向其他方向生长。

一般说来，智齿很少有能长好的。如果长不出来，牙龈就会包住智齿，造成牙龈发炎。一般隔半年一年左右，就会发炎一次，而且会一直持续到你拔掉为止。武成皇帝的智齿疼痛，就是智齿引起牙龈发炎导致。

据笔者的亲身体验，对于长得不算太离谱的智齿，解决其疼痛不算困难，用些中药对症处理或者针刺丰隆穴，能很快见效。最难以忍受的是，上下智齿的不同步生长。往往是上排的"哥哥"已经长出来了，下排的"兄弟"还埋在肉里努力往外拱。已经面世的大哥们，迫不及待地要品尝人间的美味，一有食物入口，它们也凑热闹来咀嚼，下排还在肉里的小弟们自然也要迎头顶上了。若是吃些蔬菜米面，也无大碍，偶尔兴起，要吃点花生米就难办了，这可是以血肉作砧板的！

铩羽而归的御医杜钟骏

晚清御医杜钟骏，原本是在浙江省候补的一个知县。光绪三十四年（1908年）春，光绪皇帝病情危重，太医院医官已无起沉疴之良方，五月八日，军机处致电直隶、两江、湖广、山东、河南、山西等督抚："入春以来，皇上圣躬时有欠安，在京各医，诊治无效。希尊处精选名医，资送迅速来京，恭候传诊。"

浙江省的巡抚冯星岩收到军机处电文，便拟举荐候补知县杜钟骏。杜钟骏出生于医学世家，20岁即开始独立行医，医术高超，为巡抚所赏识。能进京为皇上治病，是一个医生无上的荣耀，杜钟骏非常希望能用自己的医术为光绪皇帝解决病痛。但是给皇帝治病不是件容易的事，进京路途遥远单路费就需要许多银两，进入皇宫之后又有许多礼节要遵守，这些是杜钟骏最大的顾虑，冯巡抚都为之解决了。

经过长途跋涉，杜钟骏顺利抵达京城，开始为光绪皇帝治病。和他一样受到举荐入京的医生还有陈秉钧（莲舫）、曹元恒（沧州）、吕用宾、周景涛、施焕、张鹏年。

皇上问杜钟骏："予病两三年不愈，何故？"杜钟骏回答说："皇上之病非一朝一夕之故，其所虚者由来渐矣。臣于外间治病，虚弱类此者，非二百剂药不能收功。所服之药有效，非十剂八剂不轻更方。"杜钟骏希望能借此言使光绪皇帝好好守方服药，光绪皇帝答应的很好，但皇太后还是指示六天换一个医生诊脉处方。

杜钟骏发现无法控制治疗过程，遂向内务大臣进言："六日轮流一诊，各抒己见，前后不相闻问，如何能愈病。此系治病，不比当差，公等何不一言？"军机大臣的回答是："内廷章程向来如此，予不敢言。"杜钟骏这才开始意识到为皇帝治病的艰难。

为皇帝治病难以取效，还有一层杜钟骏不了解的原因，即煎药时很难煎出有效成分。一直生活到解放后的御医袁鹤侪，曾谈到御医处方用药及御药房煎药之法，"说起开方子，那更是很有讲究。例如，'麦冬二钱，去心，朱砂灌入，红丝线紧扎两端'算是一味药，其他的药也都像这样不厌其详地注明要求。但真正的名堂却在煎药上。通常是水刚一开就算煎好了。中药汤剂一般都是深褐色的，但给皇上服的药却常常是颜色淡淡的像一杯茶。"太医院的药方也在坊间流传的"十可笑"中排到了第二名。"十可笑"是：光禄寺茶汤，太医院药方，神乐观祈禳，武库司刀枪，营缮司作场，养济院衣粮，教坊司婆娘，都察院宪纲，国子监学堂，翰林院文章。

眼看着皇帝的病一天天加重，杜钟骏内心焦急无比，一旦皇帝病逝，怪罪下来可是要掉脑袋的。一天他遇到了尚书陆润庠，像抓住了一棵救命稻草。陆润庠的父亲是大名医陆九芝，著有《世补斋医书》在海内广为传诵，陆润庠也精于岐黄之术。杜钟骏连忙对陆尚书进言："公于医道三折肱矣！六日开一方，彼此不相闻问，有此办法否？我辈此来满拟治好皇上之病，以博微名。及今看来徒劳无益，希望全无。不求有功，先求无过。将来谁执其咎，请公便中一言。"陆润庠回答说："君不必多虑，内廷之事向来如此，既不任功，亦不任过，不便进言。"杜钟骏听完已经有些绝望了。

光绪皇帝病情剧变，内务大臣又不允许杜钟骏如实写病案，几天之后光绪皇帝驾崩于瀛台涵元殿。朝廷立即颁发了处罚令："前刑部主事陈秉钧、分部郎中曹元恒、江西玉山县知县吕用宾、江苏阜宁县知县周景涛、浙江候补知县杜钟骏、江苏候补知府施焕、候补道张鹏年，均著降二级留任。"这个处罚其实很轻微，但于这些"欲博微名"的医生的名声影响却是不小。起初和杜钟骏一样受到举荐的，还有在山东任职的萧龙友，萧龙友居京多年，对于宫中医疗之事多有耳闻，知两宫不和，为光绪皇帝诊病凶多吉少，便找借口推辞掉了。

御医杜钟骏便这样铩羽而归，他没有再回浙江，而是选择寓居在了上海。杜钟骏并没有因"铩羽"而销声匿迹，朝代的更迭给了他更多的发展机会，北洋期间他出任了奉天巡按使署财政顾问，还担任过淮关监督。一年后杜钟骏去职，再入北京专职行医，医名隆盛，为后世留下了《德宗请脉记》《药园医案》等著作。

萧龙友巧治齐白石尿血

距离我工作的北京中医医院（北京地区俗称"宽街"中医院，位于东皇城根下）不远，有一条名为"雨儿"的胡同。闲暇时溜达到这儿，看到刚刚营业不久的齐白石故居。买票进去，屋内陈设整洁，瞬间由嘈杂的都市，转入一片深深的宁静。我观看着循环播放的齐老晚年画虾视频，突然想起另外一位老人，他就是北京中医界最有名气的萧龙友先生。

二位先生之间有着不浅的交情。

大约半个世纪前的某天，萧龙友家的电话响了，打来电话的正是老友齐白石。寒暄完毕，齐老先生诉说了自己的痛苦——小便带血，咨询萧龙友有无良策。萧龙友告之以多食生荸荠。荸荠是生津止血、消食导滞的良药，萧龙友在临床处方中使用频率非常高，是其特色用药之一。挂断了电话，萧龙友突然来了诗兴，随手便写了一首《柬白石翁》，差仆人送去齐宅。当时二老相距不远，萧龙友在兵马司胡同，齐白石住在车辇胡同。诗云：

白石老翁病苦何？

可能溺畅血稍多。

高龄重症非无故，

饱食荸荠靡有他。

　　提到尿血症和萧龙友，还有一段易被提起的往事，即梁启超的肾病和尿血，因梁氏未听从萧龙友等的建议，选择手术治疗，并且做学问过于劳累，终致亡故。齐白石是非常遵医嘱的，当时就让仆人买了许多鲜荸荠，时常想起便嚼食两三枚，没过多久，齐白石的小便带血的症状就没了。

　　据《白石老人自述》，齐白石最早来北京的时候，举目无亲，寂寂无闻，住在法源寺内。逐渐认识了一些书画界的朋友，在这些朋友的帮助提携之下慢慢地打开局面，最早认识的友人就是陈师曾、萧龙友等。萧龙友与齐白石的交往很多，《不息翁诗存》有两首诗记载了他们之间的交往。一首是《题齐白石画虾蟹大小鱼图》，诗云：

老笔纵横墨味香，

森森鳞甲自青黄。

可怜画饼难充腹，

使我涎流不得尝。

另一首是萧老调侃白石老人的游戏之作（旧时文人之间常常诗词唱和以娱乐），诗名《调白石老人》：

白石老年犹有子，

神完气足善存精。

画家花草能供养，

调粉和脂自寿生。

白石老人故去后，其画作被艺术界争相收藏，至今盛名不衰。而萧龙友先生故去后医名则随着时间的流逝，逐渐黯淡下来。现在中医界以外，恐怕很少有人了解他了。萧龙友先生的诗稿和医案近几年才经弟子张绍重整理出版问世，使得医界对于萧龙友的医疗经验有了近距离的认识。张绍重先生已经耄耋之年，仍在不遗余力地整理先辈的遗稿。萧龙友先生的精湛医术或可借此传世，再放异彩！

萧龙友写给冯国璋的脉案

1919年初冬，京城严寒。60岁的前大总统冯国璋受到徐世昌总统的邀请，来到北京准备调和总统府与段祺瑞之间的矛盾。

冯国璋行伍出身，平时很爱运动，体格强健。但是来京不久，便觉得身体有些倦怠不适，腿也有些痛，当时便请了随侍医生陈建亭诊治。陈建亭是一位中医，诊治后认为是天寒受了风邪，便用了疏风的药物（千年健、追地风、羌活、独活、牛膝、木瓜等类），还开了浸酒的药方，服用了数日并无明显变化。

冯国璋的恶寒症状很明显了，他想通过洗热水澡的方法出点汗，缓解一下恶寒症状。沐浴的水已经烧得很热了，但洗完澡仍没有出汗，沐浴后自觉又感受了寒邪。第二日早晨又请了陈建亭诊脉，仍从感受风寒之邪论治，予以羌活、独活、白芷、秦艽、防风、荆芥、地骨皮、蜜瓜蒌等十余味。

第二次服用陈医生的药后，病情仍未缓解，并且开始出现呕吐，呕吐物为黄绿色的东西，大便也开始出现泄泻。冯国璋除了恶寒之外，已经明显觉得体力不支。当时从北京到天津，火车车程不到三个小时。但是冯国璋觉得已经不能再承受旅途劳累，于是决定暂缓回天津，留在北京继续治病。冯国璋意识到，自己患的可能不是普通的感冒小疾，不能只服用中药解决了，便请了医务长纪桐轩来。纪桐轩是个西医，历来看不上中药，便劝阻了冯国璋再服中药，给予几种西药水服用。两天后吐、泻稍减，而精神仍无起色。众人都劝说冯国璋应该重视病情，找更好的医生来看。当时北京城里最有名的西医，便是德国医院的狄博尔院长。狄博尔进行了听诊，诊断为伤风后肺炎，测量体温38℃多。这时候距离弗莱明研发出青霉素还有30多年，狄博尔能用的不过是一些对症治疗的药物。比如退热的阿司匹林，健胃的黄连提取物、补充维生素的一些药品等，治疗了五天，病情依旧没有好转。

此时狄博尔想起了常来德国医院会诊的老搭档萧龙友，他如实告知冯国璋，西医的办法已经用尽了，不妨再延请高明的中医诊治，萧龙友常来德国医院会诊疑难重症患者，常取良效，可延请其诊治。对于萧龙友冯国璋早就熟识，也听闻其懂医术，却不知萧龙友在医界有如此大的影响力，连最著名的西医狄博尔都要推荐他来诊治。冯国璋的手下立刻前往延请萧龙友。

萧龙友来诊时，冯国璋的精神已经越来越差，困顿不堪，茶饭不思，连原来嗜之如命的大烟也不想抽了，痰量越来越多，而且还夹有一些血痰。萧龙友为冯国璋仔细诊了脉，其脉象往来不匀，右寸数滑而急，余部脉皆滑缓，在三四至之间。萧龙友诊脉，最重脉之神，有神的脉是和缓的，如微风拂柳一样，柔和自然。此时冯国璋的脉象不是很好，萧龙友认为冯国璋的病根在于肺中痰热太甚，如果不把痰热化掉，很容易出现痰热壅闭肺气，出现神昏。诊过脉后，萧龙友写了脉案：

脉来往不匀，右寸数滑而急，余皆滑缓，在三四之间。气体素不旺，近因受感，入肺未清，日甚一日，气更不敌，急则治标，鄙意先以化痰宁肺为主，防其壅闭。俟痰降气平，再议治法。

生干枇杷叶三钱、川贝母三钱、竹茹二钱、空沙参三钱、橘络二钱、去油瓜蒌仁三钱、丝瓜络二钱、云苓块三钱、冬花七分、生莱菔汁一勺、青果汁一勺、梨皮一具入煎。

冯国璋的病，从现代医学角度来看，是很常见的老年肺炎。在没有抗生素的年代，很多人都死于此病，连著名的医家如张简斋也没能幸免。冯国璋有长年的吸烟史，肺部早已出现了慢性的病变，可能已经达到了慢性阻塞性肺疾病的诊断标准。在此基础上再出现肺炎，痰量明显增加，使本就通气受限的肺功能更加低下，这种状态下很易出现二氧化碳潴留，即达到Ⅱ型呼吸衰竭的程度。体内的二氧化碳不能排出，蓄积之后影响大脑功能，出现神昏，便是肺性脑病了。

萧龙友具有丰富的临床经验，通过诊查他发现"痰"是目前最核心的问题，只有将"痰"解决了，才有可能使呼吸逐渐平稳，所以要急则治标，以"化痰宁肺"。萧龙友还对下一步疾病变化做了预判，如果痰不能解决，便会"壅闭"，此即痰阻气道窒息或者肺性脑病的状态，在没有呼吸机的年代，此时便离死不远了。萧龙友对于疾病的认识，与现在重症医学对于肺炎、慢性阻塞性肺病的认识完全吻合，对于治疗关键点的把握也是高度一致。

诊断明确以后，便要巧妙地处方用药了。萧龙友处方中所选药物都是化痰力量强且不伤阴、不助湿的。因为冯国璋已经非常虚弱，食欲很差，且泄泻，所以枇杷叶使用了干品，而非蜜炙的；使用瓜蒌仁清热润燥化痰时，进行了"去油"处理，也是为了防止滋腻碍脾，使原本就食欲不振的胃口变得更差，或者加重腹泻。空沙参即南沙参，因为生长年头长的沙参体轻，质松泡，易折断，断面多裂隙，就像肺一样中空而有窍，据笔者对于萧龙友先生治疗内科疾病的处方数据挖掘研究，此味药是萧龙友使用频率较高的药物之一，本品补肺之气阴，且有化痰之效。川贝母、竹茹、橘络、冬花，都是常用的化痰热而不伤阴的药物。丝瓜络与云苓块皆是甘淡养脾胃利水湿之药物，与南沙参共同达到扶正的效果。而处方后面的三味鲜品，尤其值得玩味。生萝卜汁、青果汁，梨皮，既能养阴生津，又能理气豁痰，对于痰浊黏滞难以咯出者，有很好的疗效。

　　萧龙友开出的方药都已买回来煎好了，可惜纪桐轩医务长还是认定了中药不会有什么效果，仍主持使用西药。徐世昌总统听说了冯国璋的病状，赶来探望，还一并带来了自己最信任的曹巽轩医生，先后又诊治了几次，终究无力回天，一命呜呼。冯国璋虽然担任过大总统，但其影响力是不能与袁世凯、孙中山相比的。况且此时又是下野的政客，萧龙友给冯国璋的诊治，没有引起医界的丝毫波澜，只是大家在茶余饭后偶尔谈起。冯国璋的诊病方案如果不是被张树筠整理成《冯国璋的病状及治疗经过》一文发表（原载绍兴医药学报（绍兴医药学报星期增刊）第十卷第三号），我们也无缘得见萧龙友先生这则巧妙的脉案了！

萧龙友的防疫妙方

"1932 年 4 月，唐山市猩红热传染甚烈，学校邀请名医萧龙友先生定一预防办法，用大白萝卜一个、青果十枚、鸭梨一个，洗净切碎，煎开后，作为饮料，可资预防"。

——《西南交通大学史（1920—1937）》

萧龙友先生是民国年间北京四大名医之首，他身后留下了许多近于传奇的诊病事迹。这则资料非常有价值，现将这个隐藏在故纸堆中的妙方分享给大家。

西南交通大学的前身是唐山交通大学，萧龙友先生的公子萧瑾便就读于这所学校，1932 年唐山猩红热暴发时，萧瑾已经远渡重洋去了美国留学。只有了解了这段历史，才能搞懂，为何现在远居四川的西南交通大学校史里，会写到唐山的猩红热。

猩红热是 A 组溶血性链球菌感染引起的急性呼吸道传染病，经由空气飞沫传播，也可经由皮肤伤口或产道感染。其临床特征为发热、咽峡炎、全身弥漫性鲜红色皮疹和疹退后明显地脱屑。此病在民国期间流行很广，中医称之为"烂喉痧"或者"烂喉丹痧"。青霉素作为特效药物，1932年还未诞生，使用中医方法防治本病成了不二之选。有的名医通过治本病而声名鹊起，如电视剧《老中医》里主角的原型丁甘仁先生；有的名医在救治本病中因过度劳累染疫而亡，如赵绍琴的父亲，清末太医院院使赵文魁先生。

萧龙友被请去拟定防疫方时，北京的医家们早已对此病的治疗达成了共识：这是燥热成疫，禁用辛温发表，治疗主以重剂辛凉清解。以赵文魁为代表的北京医界耆宿，促使卫生局发了禁令，凡治疗猩红热的处方中有麻黄、桂枝、羌活、独活等辛温发表药者，一律拒绝付药。

萧龙友通天文，明周易，运气学说更有深厚的造诣，他每年都会推算运气，提前准备防疫之方，分发给就诊者，如见载于《不息翁诗存》的诗作《自制蜜丸备防春疫》云："秘制代天宣化丸，更储雪水作甘澜。今年深恐春温起，萦在医人敢畏难。"

1932年是辛未年，此年太阴湿土司天，太阳寒水在泉，中见少羽水运，明显是寒湿较重的年份。但是在4月份前后，也就是二之气，自春分日酉正至小满日未正这60多天里，主位太徵火，客气少阴火，中见水运。在这样的节气里，其病"温厉盛行，远近咸若"。治疗的大方针是"治少阴之客，以咸补之，以甘泻之，以酸收之"。

白萝卜，味辛、甘、苦，可消食导滞去邪热气。青果，即橄榄。李时珍说："此果虽熟，其色亦青，故俗呼青果"，此果成熟后"生食味酢，蜜渍极甜"，气味酸、甘、温，无毒，可以生津液、止烦渴、治咽喉痛。鸭梨，气味甘、微酸、寒，无毒，可以治热嗽、止渴、治客热、中风不语、治伤寒热发。"此三物配伍，以甘味为主、酸味其次、辛味又次之，性味则偏凉。既吻合北京医界"重用辛凉"

的治疗共识，又吻合"以甘泻之，以酸收之"的经旨。且青果对于猩红热最易侵犯的部位——咽喉，有明显的保护作用。

　　猩红热肆虐的场景已经成为历史，偶有散发病例，使用抗菌药物很快就能治愈。萧龙友先生针对于猩红热所拟定的防治方，似乎已经没有了用武之地，但其结合天时，巧妙拟方预防的思路，值得我们在临床中借鉴。毕竟，我们还要不断面临未知的瘟疫流行！

施今墨的寿世强身方

施今墨是北京四大名医之一，汇通中西，医理圆融，经验丰富。他用精湛的医术挽救了不少生灵，并根据自己多年的临床经验创制了一系列行之有效的成方，如高血压丸、气管炎丸、神经衰弱丸等，部分药物至今仍在同仁堂生产。施今墨善于组方，精于配伍，用药别具一格，药味虽多而不乱，主次分明，往往数剂即可见疗效，而"施氏对药"更是名扬四海，至今流传不绝。

在 1959 年的 4 月，施今墨给冉雪峰老先生写了一封长信，信中附了五张方子以求冉老教正。1959 年是新中国成立 10 周年，这一年在中医界是不寻常的一年。备受民国政府摧残的中医界人士，纷纷为祖国十周年庆典献礼，如张菊人出版了《菊人医话》，冉雪峰出版了《冉雪峰医案》，还有各地争献的秘方。这五张方子便是施今墨先生献给祖国的一份礼物。施先生组方的初衷是"变事后医疗为事先保健预防，变衰退为强壮，变老年为童年，使每一个热爱社会主义、共产主义的中国人民，使每一个为社会主义事业而愉快劳动的中国人民，既能各尽其能，又能各尽其寿。"

在这封长信中，施今墨先生的博学深思和仁心济世得到了充分的体现。通过对历代典籍的分析，施今墨先生指出古代的延年益寿"未由本源入手，又未充分储备生活新力，只知节流，不重开源。"施先生所要造福的对象是普天黎民，不是达官贵人，其云："本方制出正方两套，药味繁多，且有珍贵之品，盖欲其速效力钜，不得不尔，单非一般群众财力所能负担，难于普及。"为了使普通百姓也可益寿延年，施今墨又据学识经验，"另拟副方二则应用，虽不能如正方药力之强，仅属具体而微，常服久服，亦可全身远病。"

在解决了普通百姓的财力问题之后，施先生仍不忘考虑人事问题，"倘有人事纷颐，时间匆促，无暇累制及所作更张，开始即单服此一简化合剂，不另服其他正方或副方。"《黄帝内经》认为，若要成为大医，需要"上知天文，下知地理，中傍人事"，而施今墨先生一一具备，所以能成为名医，也不足为奇了。

施今墨先生锐意进取，时时刻刻关注着祖国科学事业的发展，为医治学，严谨求实，总是能站在时代的前沿，用发展的眼光看待事物。他曾对自己的学生说："人但知我为名医，不知我实为改革家。"在长信的末尾，施先生仍不忘寄希望于未来："无论何种事业，在少数人初创时，必定思虑不周，挂漏百出，经过集体群众一再研究，几经改进，方能渐臻完美，医药何独不然。今墨不揣固陋，草订上列各方。略陈'愚者千虑一得'之见，藉供研究开端。是否具有效验，还待将来事实证明。"

斯人已去，而其精神永存。先生除了留给后世医学的宝贵经验，还留给了坊间许多传奇故事，更有诸多效验成方，仍在为人民的健康保驾护航。现在，人们更加重视健康，冬令的膏方进补也火遍了大江南北。施先生的这五张寿世强身的方子也应早日开发出来，以实现先生的夙愿。

附：补固神气精血正方

茯神 32 两　黄芪 32 两　芡实米 32 两　大熟地 32 两

柏叶 16 两　黄精 32 两　黑芝麻 16 两　淮山药 12 两

龙骨 8 两　琥珀 2 两（另研细兑入）　紫河车 8 两

濂珠 1 两（另研细兑入）　何首乌 32 两

共生药 14 味，重 287 两，春秋加二冬各 16 两，夏日加元参、麦冬各 16 两，冬日加肉桂、天生磺各 2 两（另研细末兑入）

制法：用大砂锅、铝锅或铜锅加水频添煎极透烂多次布拧，取汁去滓，以滓无药味为度，然后倾之。将汁熬稠，再三浓缩，渐次烘干，研末兑入琥珀粉，和匀，蜜丸重三钱，或做小丸，每服亦三钱。

服法：每日早用糯米四钱，红枣四枚，胡桃肉一枚，冰糖一钱，川盐二分，煮粥送服丸药二三钱，最好充当早餐，或将丸药煮入粥内亦可。俟粥熟时加入，不可过早。

张慕歧与张葱玉的一段医事

　　民国时期有许多名医，诊务异常繁忙，社会声望极高，随之而来的事务也非常繁杂，无暇著述成了普遍现象，名医的医疗事迹也因之而不传，后学者常以为憾事。所幸就诊者中不乏达官贵人和文人学者，这些人多长于文辞，或写日记或作辞章，文中难免会述及治病之事，因为医疗也是生活中一件不小的事，值得一记。

　　民国去今已经百年，各种文史资料陆续整理问世，以前以为无医事传世者，反而从文人学者之遗文、日记中得窥一二。这些出自病者之手的记录，反而更真实可信，从病家角度评价医生也更为公允。

　　张慕歧，民国名医，1894 年生于上海，16 岁在苏州习医，1920年开始在上海吴淞悬壶应诊，善治伤寒、湿温，但其身后几无著述，故其医疗事迹罕为人知。张葱玉，名张珩，葱玉为其字，是近代书画鉴定界泰斗，1950 年由上海调至北京的国家文物局工作，住在南锣鼓巷，从 1950 年至 1963 年的 13 年间，张葱玉为国家的文物事业做出了巨大的贡献。一位是名医，一位是著名文物学者，二人的故事，因近时《张葱玉日记·诗稿》之问世得以流传。

1940 年的冬天，元旦将至，而张葱玉却不慎染病。在 12 月 18 日，张即开始出现发热、怕冷的不适症状，第二天症状加剧，请了徐乃礼医师诊治。徐是著名的西医，沪上儿科名家，来时先给张葱玉测量了体温为 40℃。张葱玉神疲嗜卧，已经不能下床，早先约定好的诗文聚会也无法参与了。徐乃礼的处方未载，大概因为当时的西医还是用拉丁文书写药名，一般人也无法辨识。张葱玉服药后体温一度退却，再次请徐乃礼复诊。这次用了药没有什么效果，12 月 31 日再次出现发热、怕冷，胸腹胀闷，连吃饭都受到了影响。当日虽然约定了徐乃礼出诊，但诊完后未再服用西药，而是请了一位推拿医生来推拿缓解肌肉酸痛，同时请"国医张慕歧"诊治。当时社会对于中医概称为"国医"。

中医名家诊治疾病，不仅是医疗行为，更是艺术行为。从气定神闲的四诊，至取出私家订制的精美宣纸方笺，用毛笔写一篇文辞酣畅、书法优美的脉案，是一个完美的艺术呈现。热爱艺术的张葱玉虽在病中，也不忘在日记中对此次脉案进行完整的记录：

体不甚充，腠理欠密，外邪易袭。兼挟湿，身热不扬，呛咳频作，脉弦滑，舌白结。拟宣邪去湿。

炙前胡一钱五分　化橘红二钱　苦杏仁（去尖，勿炒）三钱　炙紫菀一钱五分　老苏梗三钱　茯苓三钱　浙大贝三钱　姜明□（按：原书如此，此字阙如）一钱五分　姜半夏三钱　益智仁二钱五分　丹皮一钱五分

服用张慕歧的处方一剂，第二天寒热症状便完全消退，只遗留

了身体疲乏。这一天正是元旦，张葱玉不禁想起，去年此时也是在病中度过。病体初愈，还不能外出访友，只好"起坐窗前，取篋中诸画阅之"，这对于张葱玉来说是"至乐"之享受。此后三四日间，张葱玉还遗留有咳嗽，但未再继续服用中药。张慕歧的此次诊治，可谓一药而愈，疗效神奇。

光阴如梭，转眼已是几年过去。初秋时节，张葱玉再次罹患外感，鉴于上一次的治病经历，这次直接请了张慕歧诊治，也在日记中记录了脉案：

伏湿于中，感凉于外，身热不扬，甚觉缠绵，脉弦滑，苔白厚腻。邪在肺胃，姑从少阳利解，冀勿再延则佳耳。

川朴花一钱五分　广藿香三钱　粉丹皮一钱五分　仙露半夏二钱　佩兰叶二钱　粉草薢三钱　化橘红二钱　青蒿子一钱五分　软柴胡三分　生薏仁三钱　炒竹茹一钱五分

后面的日记未能保存，对于服药后的变化及是否复诊不得而知。这两次诊治，都是夹湿之病，第一次诊治时节为大寒，第二次诊治时节为处暑，二诊处方皆十一味药物，用药颇可玩味。若逐味药物对比分析，对于张慕歧诊治外感发热之经验可有所领略。

日记中可挖掘的医疗事迹还有许多，如《许宝蘅日记》之记录萧龙友、徐右丞，《小留香馆日记》之记录汪逢春，皆是珍贵之史料。针对陆续出版的晚清民国日记的涉医内容研究，是一个不错的课题，期待医学史研究者能关注到这个领域。

任应秋先生的学术著述历程

　　学医而知任应秋先生，大约是在读大学二年级。图书馆里有很多他的书。那时正值人民卫生出版社的"中医名家讲稿系列"出版，其中有《任应秋先生内经研习拓导讲稿》，不足百页的书，竟把让人望而生畏的《黄帝内经》，讲得如此清晰明了。又读《病机临证分析》，前言中提到此书的成书原因，该书是应学生热情的学习要求而写，月余成书。能以极短的时间写出如此内容广博的书籍，我不禁对任应秋先生的学术和著述历程产生了兴趣。

　　任应秋先生生于1914年，4岁始读十三经，继读四川学政张之洞的《楮轩语》，读至《语学篇》启发颇多。依《语学篇》指示，买到《四库全书总目提要》，阅读过程中知道《四库全书》著录医家类书凡97部，1816卷，存目书94部，682卷，给后来研读医书提供了很好的思路。

　　任应秋先生20岁时于江津国医专修馆毕业，开始为当地百姓免费诊病，临床渐多，感到对《神农本草经》不够熟悉，于每晚睡前30分钟，以《神农本草经》为准，编一味药的药效诗诀。坚持半年，整理了《本草诗诀200味》，未曾出版。23岁考进上海中国医学院，常在沪上名医丁仲英、谢利恒、曹颖甫、陆渊雷、蒋久芳、郭柏良处佐诊。1938年因日寇侵华返川。30岁完成第1部医学专著《仲景脉法学案》，以"四川江津通泰门任应秋先生医室"名义刊印。

1945年任应秋先生37岁，完成第2部著作《任氏传染病学（上卷）》。以"四川江津通泰门任应秋先生医室"名义刊印。1947年，第3部医学专著《中医各科精华（第一集：内科学、儿科学）》，由秦伯未等主持的上海中医书局出版。此书为任应秋先生与李子犹合编。自此，任应秋先生之学识渐为医界所知。

38岁应重庆市卫生局邀请，任应秋执教于重庆卫生局中医进修班并任教导主任至1954年。38岁之后，一直到临终，任应秋先生以平均一年一部的速度出版学术著作。第4部著作《中国小儿传染病学》与沈仲圭、张古孚合编，由上海千顷堂书局出版；第5部医学著作《中医各科精华（第二集：内科治疗学）》，与李复光合编，由中华书局出版；第6部著作《中医病理学》由上海科学技术出版社出版；第7部著作《中国医学史略》由重庆中医进修学校出版；第8部著作《中医药理学》由香港九龙求实出版社出版；第9部著作《伤寒论语译》由学习笔记整理而成，由上海卫生出版社出版。

1957年，43岁的任应秋先生奉调至北京中医学院任教，直至1984年病逝。1957年是其学术生涯的分水岭，任先生在这所中医首善学府执教著述27年，将半生的精力尽瘁于中医学术之研究。

1957年任应秋先生出版了第10~13部著作，分别为《伤寒论隐括》《通俗中国医学史话》《中医病理学概论》《脉学研究十讲》；1958年出版第14部著作《中医防治中暑的方法》；1959年出版第15~16部著作《伤寒论证治类诠》《金匮要略语译》。据序言知，《伤寒论证治类诠》旨在使读者能掌握辨证论治法则。《金匮要略语译》则是为帮助西医同志学习祖国医学而作。

到北京中医学院任教以后，任应秋先生的学术发生了重大变化，之前或许还在兼顾临床与各科，现在则意识到要系统整理中医学术，研究重点集中在了历代名医诊治经验的总结提炼。

1960 年出版了第 17~19 部著作，分别为《阴阳五行》《各家学说医案选（上、中、下）》《各家学说及医案选讲义》。这年由于学生参加政治活动耽误了学时，该年学校开始组织学生补课，除了学校统一补习外，任应秋先生用每周三、五晚上休息时间，在家中给石国璧等 4 位同学补习《黄帝内经》，曾将张景岳的《类经》从头到尾逐字逐句讲解一遍。一次任应秋先生女儿发高烧，任先生一夜未安睡，眼睛已熬红，仍继续辅导。

1961 年第 20 部著作《中医各家学说及医案选讲义·宋元明清》部分，由人民卫生出版社出版发行。此时任应秋先生 47 岁，开始着力培养后学，这年夏季任应秋先生利用晚上时间，在家中给张吉等同学系统讲《黄帝内经》，无论日间工作多繁忙，皆未间断。冬季一天的下午，晁恩祥在操场锻炼时偶遇任应秋先生，遂请教王冰注《素问》"诸寒之而热者取之阴"，任先生悉心解答，并于当晚写卡片一张，详列此经文之各家论述，在次日晨于操场等候晁恩祥，亲手相授，类似的事迹非常多。

1962 年第 21 部医学著作《中医各家学说及医案选中级讲义》出版；1963 年第 22 部著作《病机临证分析》出版；1964 年第 23 部著作《中医各家学说讲义（中医学院试用教材重订本）》出版。1973 年，第 24 部医学著作《濒湖脉学白话解》出版。

1974—1975年下放至山西运城。任应秋先生在下放期间，开门办学，临证不辍，并用业余时间整理临床医案20则，此为任应秋先生唯一流传于世的医案。1976年，"文革"结束，第25部著作《中医舌诊》出版。"文革"期间，任应秋先生几十年积攒的一万多张《黄帝内经》学习卡片被造反派烧为灰烬，卡片大多是经任应秋先生"咀嚼"后用自己的语言写下的。据《任应秋先生中医各家学说讲稿》所述，任先生曾与老友吴棹仙约定，吴注《灵枢》，任注《素问》，吴棹仙注《灵枢》未竟辞世，"文革"中所毁卡片或许为应秋先生为注解《素问》所积累的材料。

1978年第26~27部著作出版，分别为点校的《医学启源》和《〈内经〉十讲》，其中《医学启源》任应秋先生心仪已久，后来终于在中医研究院借到古本，利用业余时间点校出版。

1979年，中医各家学说重新开课，任应秋先生亲临讲坛，为同学讲解《中医各家学说》。第28部著作《中医气血资料汇编》出版。这部书是应国家的需求而写，当时运用现代科学手段研究中医"气血"的实质，是国家科研项目之一，然研究单位苦于没有系统的资料，迫切需要，故成立编辑组，编写了此书。

1980年，任应秋先生到日本参加学术交流，进行了《中医基础理论六讲》专题讲座，讲座末尾以流利的日语解答日方代表提问，语惊四座。任应秋先生看到日本人甚崇医圣，在研究仲景学上甚有特色，深有感触。归国后发起仲景学说之研究，数年之内三次赴南阳医圣祠瞻仰，由任应秋先生牵头，刘渡舟、米伯让、何任、张志民等发起中日张仲景学术研究会。该年第29部著作《如何学习中医经典著作》出版。1982年第30~32部著作出版，分别为《〈伤寒论〉

脉证的再探讨》和《运气学说》，以及与刘长林合编的《〈内经〉研究论丛》。

1984年10月17日凌晨2时25分，任应秋先生逝世，享年71岁。去世后不久，第33部著作《任应秋先生论医集》由人民卫生出版社出版。任应秋先生逝世后，将一生珍藏的4 000余册医书捐赠给北京中医学院图书馆，其中多有珍本善本书籍，图书馆编著《馆藏任应秋先生赠书书目》。1985年，北京中医学院图书馆邵进贤等编纂的《任应秋先生著述书目1936—1984》由山西人民出版社出版。此书收录了1936—1984年，任应秋先生出版的著作和发表的文章，任应秋先生曾在病中审定此书。

任应秋先生辞世后，他曾参与主编的书籍或遗留的文稿陆续出版。1986年第34部著作《黄帝内经章句索引》出版；1988年参与主编的第35部医学著作《中国医学百科全书·中医基础理论》出版；2001年，参与主编的第36部著作《十部医经类编》，在李庚韶、严季澜等的继续努力下，终于成书并由学苑出版社出版；2008年，第37~38部著作《任应秋先生内经研习拓导讲稿》《任应秋先生中医各家学说讲稿》出版。前者是据1976年为某《黄帝内经》研习班所作的讲座手稿整理而成，后者是据1979年任应秋先生亲临讲坛为本科生讲解《中医各家学说》时的录音资料整理而成。据讲稿可知，任应秋先生讲课时，对于《伤寒杂病论》《金匮要略》条文及诸多方歌皆是出口成诵。2009年，第39部著作《任应秋先生医学讲座文集》由学苑出版社出版。此书除《医学流派说五讲》略有增订外，其余部分皆见于《任应秋先生论医集》。同年，北京中医药大学图书馆之"任应秋先生捐赠馆"正式启用，任先生的藏书得到了妥善保管。

据钱超尘先生回忆文章里说："任老每晚7点准时入办公室，11点离开，多年如一日。他在写作这些著作的同时，他一直未间断临床实践。"任应秋先生从1957年到北京中医学院工作，至1984年逝世，校内外同时担任多种职务，但是他的著作却能源源问世，如果不是勤奋过人，精力充沛，哪能如此。

任应秋先生在中医学术界声誉日起，而不了解应秋先生的人却云，先生只知著述不通临证。实际上任先生20岁开始诊病，在北京中医学院任职期间也从未间断门诊，"文革"期间更于我的家乡运城开门办学，活人无数，只要细读《任应秋先生论医集·医案实录》便可见识先生临证之胆识。我在东直门医院学习期间，也不止一次地从上了年纪的病人口中，听到他们少年时蒙受任应秋先生医泽的事迹。这篇文章初稿写完距今已经九年了，这九年中我对于中医的认识发生了许多变化，但谈起我最仰慕的中医前辈，还是一如既往地首推任应秋先生。

方药传奇

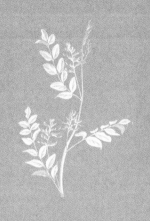

一味金银花，致富写传奇

　　这是一个真实的故事，记录在明代医学家薛立斋的《薛氏医案》里。

　　薛立斋出生于医学世家，他的父亲薛凯就在太医院供职。薛立斋早年以"疡医"而驰名。后来也当过太医，是中医史上响当当的人物。

　　薛氏家族是个大族，各类仆人一应俱全。有一位花匠，专门给薛家侍弄花草，有一天，这位仆人患了疮疡重症，卧床不起。薛立斋见状不忍，便想着如何给他治疗。

　　这位仆人拖家带口，收入微薄，如果用常规治疗，恐难以负担药费。薛立斋思前想后，决定用单味忍冬为他治疗。

　　忍冬，因其凌冬不凋，故名忍冬。它有另一个广为人知的名字叫"金银花"。此花自古有"疮科之圣药"之称。许多疮科名方如"五味消毒饮""四妙勇安汤"等都以金银花为主药。另一个更重要原因是，金银花在吴县遍地都有，随处可采，不用花费一文钱。

　　于是，薛立斋告诉仆人的妻子，令其多多采摘忍冬，连同花、叶、藤都一并采来，放入大锅之中煮好，让仆人渴则饮之，不拘时候。同时，再用一部分鲜忍冬捣烂外敷局部。

选用了上品鲜药，内服外用双管齐下，这位仆人的病很快有了好转，加以饮食调养，不过一旬就痊愈了。这位仆人是个聪明人，经历这么一番治疗，没有花一分钱，却取得了神奇的效果，他不禁盘算了起来：忍冬是再普通低贱不过的野草了，治疗疮疡竟然有这样的神效，而周围患疮疡的人又那么多，我何不改业当医生，专门治疗我这种疮疡呢？

经过几宿的细细思量，这位仆人鼓足了勇气，向薛立斋讲了自己的想法，提出了辞职的请求。薛立斋是个很开明的人，一听这位卑微的仆人竟然有这么好的想法，自然应允，并且连同忍冬的适应证和禁忌证都传授给了他。

这位仆人离开薛家之后，游走四方，用单味忍冬为人治疗疮疡。凭借着勤恳和聪明，他慢慢富足了起来，用积攒的钱租赁了一家门面，不再做走方医生。这份小小的家业越做越红火，于是连同妻儿也都辞去了薛家的工作，一家人买了个宅院，盖起了新房。薛立斋看着昔日的仆人，凭借一味忍冬发家致富，心中也不禁欢喜，遂将这件事情记在了二十四卷《薛氏医案》里。

故事到这儿就结束了，从中我们看到了中医药的致富潜能。

这位仆人的成功，首先取决于金银花治疗疮疡的特效性。古代所说的疮疡，多是由金黄色葡萄球菌、溶血性链球菌等感染引起，后世的药理研究也证实，金银花的花和藤对多种致病菌包括金黄色葡萄球菌、溶血性链球菌、大肠杆菌、痢疾杆菌、霍乱弧菌、伤寒杆菌、副伤寒杆菌等均有抑制作用，而且水浸剂比煎剂作用强，叶煎剂比花煎剂作用强。当时薛立斋不拘花、叶、藤，一并入药，而且内服的同时又捣烂外用，这些都与现代药理研究高度吻合。

其次，仆人的成功也与当时金银花的价格有关。当时的金银花遍地都是，无人采摘，价格低廉，真可谓是无成本经营。现在要想靠一味金银花治疗疮疡来发家致富是不可能了，从2003年SARS流行开始，以金银花为首的清热解毒药物，价格一路飙升。如果再参照薛立斋的治疗方法，药费恐怕都要超过常规的西药抗感染治疗了。很多临床中医师们，在面对无力承担医药费用的患者时，已经不忍心使用金银花，而是用它的藤（忍冬藤）去替代了。

冬虫夏草的发迹史

冬虫夏草主产于青藏高原，其最早的应用记载于藏医文献《月王药诊》一书中。冬虫夏草的特殊形态引起了古人的极大兴趣，历代文人墨客多有论述，各种典故传说也散见于历代笔记杂说之中。《聊斋志异》的作者蒲松龄先生曾有一首《咏冬虫夏草》诗云："冬虫夏草名有实，变化生产一气通。一物竟兼动植物，世间物理信难通。"古人限于当时的认识水平，给它起了"冬虫夏草"这个看似最合适的名字。实际上，此物既不是虫也不是草，而是一种寄生于蝙蝠蛾幼虫的真菌。冬虫夏草的这个身世之谜，一直到 1842 年被伦敦的真菌学家伯克利研究揭开。

现在的中药书籍普遍认为冬虫夏草作为药物记入本草，始见于清代赵学敏的《本草纲目拾遗》，其实在此之前的《寿世保元》已有论述："冬虫夏草，味甘性温，虚劳咯血，阳痿遗精。"但从冬虫夏草的形态描述到药理推演，从服用方法到应用验方，没有一本书比《本草纲目拾遗》更详细完备。

近年来，冬虫夏草的价格不断攀升，简直成了"黄金草"，可是在古代冬虫夏草并不属于主流中药。这一点翻检《清代宫廷医案研究》即可知，太医们并不青睐此物，延年益寿还是首推人参。且老字号的药店如同仁堂、鹤年堂等都设有参茸专柜，却未曾闻有像今天药店一样用海马、冬虫夏草点缀门面的。冬虫夏草历来只在民间作为食疗保健品流传，无论是古来的临床医学大家还是现在的正规医院医生，从来不曾听说善用冬虫夏草的，大部分医生一辈子不曾用过一次。

冬虫夏草之所以有着古今不同的处境，是由于古今医界对其功效认识有着很大差异。建国以前的本草文献对于冬虫夏草功效的记载仅限于温肾补肺、补虚劳、纳气平喘。然而具备这些功效的药物甚多，如蛤蚧、胡桃肉、紫河车、人参等，完全没有必要选用在当时来源稀少的冬虫夏草。

新中国成立之后，随着科学事业的进步，中草药的现代药理研究也逐渐地开展，人们对许多传统药物经过研究又有了新的认识，冬虫夏草即其中的一种。研究表明，冬虫夏草对免疫或造血功能低下、癌症等是有效的辅助治疗；对吞噬细胞的免疫功能有增强作用；对一些白血病患者或正在接受化疗者有积极的作用；能修复受损的肺泡细胞；对中老年因内分泌腺体萎缩分泌失调引起的性功能障碍有很好的疗效。这些成果的面世，将冬虫夏草一步步地推向辉煌时代。

南朝褚澄的《褚氏遗书·除疾》说："世无难治之疾，有不善治之医；药无难代之品，有不善代之人"，这句话一直在中医界广泛流传。的确，很多中药是可以替代的，补益药物更是如此，但是药物一旦具有了"修复损伤""提高免疫"等很精准的现代研究成果，即使有"善代之人"，也乏"可代之药"了。

在现在临床中，冬虫夏草主要应用在以下几个方面：①用于治疗自身免疫性疾病，配合糖皮质激素和免疫抑制剂增效、减毒、减量；②治疗肿瘤，扶正抗癌，配合化疗或肿瘤手术后康复；③治疗慢性肾炎、肾功能不全、慢性肝病、肝硬化、慢性心肌炎、慢性哮喘、肺气肿、男女性功能减退、血液细胞减少等脏器功能低下；④用于老年人病后康复和日常保健。

上文提到蛤蚧、胡桃肉可以替代冬虫夏草，但这些药物的现代药理研究成果与冬虫夏草并不相同。所以，在传统中医理论认为可以替代的药物，在实际治疗中不一定行得通。赵学敏在《本草纲目拾遗》中曾指出冬虫夏草"功与人参鹿茸同，但药性温和，老少病虚者皆宜服用"，这一记载点出了冬虫夏草的优势，就防治儿童哮喘而言，人参、蛤蚧、紫河车疗效确切，但都能引起性早熟，冬虫夏草药力不如上述三种，但引起性早熟的情况也少些。

这些无可替代的功效使得冬虫夏草的价格不断攀升，而对冬虫夏草的过度采挖也势必影响生态环境稳定。这是亟待解决的矛盾。笔者以为，解决这个矛盾应从三方面入手：

第一，突破人工培植的技术瓶颈。目前野生的冬虫夏草已经越来越少，市面所售多是人工培植，由于冬虫夏草特殊的生长环境，至今仍难以实现大批量人工培植。只有解决这一问题，冬虫夏草的来源才有保障。中药人工培植有很多成功的例子，人参最为典型。

第二，研究冬虫夏草的替代品。我国地域辽阔，物种繁多，积极搜集临床医师的经验用药，尤其善用草药的民间医师的经验用药，进行现代药理研究，发掘特效、廉价、来源丰富的草药，以减缓冬虫夏草的市场需求压力。

第三，引导大众的保健观念。在大型医疗机构，冬虫夏草的使用主要以中成药的形式进行，如金水宝胶囊、百令胶囊等，医院的中药房很少储备冬虫夏草饮片。但药店不同，冬虫夏草饮片可以任意购买，殷实之家为了保健，多有购买存积冬虫夏草的习惯。这一部分的消耗占了冬虫夏草总产量很大的份额。不容否认，老年人经常服用冬虫夏草能全面提高体质，减慢脏腑功能衰退，延缓衰老，但冬虫夏草不同于安宫牛黄，能在关键时刻保命，它需要长期服用方能见效，一般家庭很难负担此费用。所以应引导大众纠正此观念，选用其他廉价可行的方法延年益寿，以减少对冬虫夏草的消耗。

中医急救话人参

    人参的大名，可谓家喻户晓了。在没有大量人工种植之前，野山参是很多富贵之家都要储备的急救药物，古代的很多危重病人，常因为家中备了人参，而得以捡回一条命来。

    人参在我国第一部本草书籍《神农本草经》就有记载，"主补五脏，安精神，定魂魄，止惊悸，除邪气，明目，开心益智。久服，轻身延年。"但这本书记载的人参功效，并没有与急救相关的，更多偏于虚证的调补。医圣张仲景的《伤寒论》虽然多处用到人参，然而若论起死回生的方药，人参的地位是远远逊于附子的。

    到了晋代葛洪的《肘后方》，始将单味人参锉成末服用，作为猝然气喘的急救药物，这才开启了人参急救的先河。

    宋朝的苏颂编写了一本《本草图经》，这本书记载了一个世界最早的对照试验，而试验的目的就是要验证人参补气固脱的作用。试验选两个体型体力都相仿的男子，一个人归为试验组，令其在舌下含一片人参，另一个为对照组，舌下不含人参。让两个人同时登山，结果发现，不含人参的男子，在登山途中的喘促汗出状态明显较含人参者剧烈。由此试验，客观地证实了人参具有良好的益气固脱作用。

随着使用人参的经验积累，医家们发现单味人参在大剂量使用时，益气固脱的效果才明显，于是有了独参汤。独参汤只有一味人参，剂量是30克，最早见于宋代医家葛可久的《十药神书》，用于气随血脱时的急救。独参汤经历了千余年的实践，证明其疗效是非凡的。

话说民国年间，有一位脾气暴烈的赵先生，素来有胃溃疡（也可能有肝硬化）病史，一日因事与人发生口角后，愤怒至极，遂致狂呕鲜血不止，同时出现便血不止。患者家属情急之下，立即请来北京四大名医之一施今墨诊治。

这个病即使在今天也属于很棘手的急重症，送到医院急诊后要禁食禁水，注射止血针，同时予内镜下止血或三腔二囊管压迫止血。施今墨先生诊完患者后辞谢不治。因为一般情况下，中医治疗血证，血从上溢而呕血者用降气血之品；血从下注便血者，用升提气血之品。而该患者血从上下狂出不止，危在旦夕。

但患者家属长跪不起，再三请求施今墨先生救治。施今墨先生无奈之余，绞尽脑汁，沉思良久。古人说"与其坐以待毙，不如含药而亡"，施先生经过一番思虑，决定放手一治，权将死马当作活马医。心想：既然升降之剂都不相宜，只有守其中，而所有药物中，只有人参补中气的效果最好，并且古代也有独参汤治血证的经验。于是果断处以独参汤，老山参两许，煮汤随时服之。

到了晚上，施今墨先生结束了一天的诊务，秉烛独坐之余，不禁想起了这位呕血的赵姓患者。这时，突然响起了叩门的声音，是赵姓患者的家属求见。赵氏一见到施先生，便饱含了两眼感激的热泪。原来，独参汤煎好之后，让患者频频饮服，很快呕血和便血就停止了，患者也安然进入了梦乡。

施今墨因有要事处理，当晚便乘车南下，这位患者最终预后如何则不得而知了。至少我们从中看到了独参汤益气止血急救的神效。（笔者注：原医案见《祝选施今墨医案·杂症·呕血急救法》）

独参汤进一步发展，又有了更多的配伍，为人熟知的是生脉饮。此方由人参、麦冬、五味子组成，最早是孙思邈等医家用此来益气养阴预防中暑的。到了清代，这个方子已经成了临终急救的常规处方。

随着医学的不断发展，呕血、吐血等消化道出血的治疗必须禁食禁水，独参汤口服救急是不可能再重演了。然而以人参为主的急救方剂已经发展出了注射剂型，如参附注射液、生脉注射液、参麦注射液等，早已广泛应用于现代医疗的急救事业中了。

起死回生话童便

　　读者乍读文章题目，或觉有哗众取宠之嫌：童便，怎能有起死回生的神效呢？君莫急，待笔者细细道来。

　　中医典籍对童便的记载，首推张仲景的《金匮要略·杂疗方》。《杂疗方》为中医最早的急救专篇，此篇的最后一方——治马坠及一切筋骨损伤方，就是用童子小便来煎煮药物的，主要取童便良好的活血化瘀作用。

　　童便在《神农本草经》未见记载，陶弘景的《名医别录》收录"人尿"为药物，其云："治寒热，头疼，温气，童男者尤良。"童便虽属人尿范畴，但它特指十二岁以下健康男孩的小便。

　　在中医古代急救史上，童便作为一味可以就地取材的药物，一直在跌仆损伤急救中起着重要的作用。明代的全科大医家薛己，曾经不幸遭遇车祸，被一辆载满货物的大车碾伤，昏迷了很长时间才醒过来。醒来后觉得胸满如塞，呼吸困难，于是找来童便，趁热喝下约500ml（一瓯），很快就觉得胸部畅快，呼吸自如了。在薛己饮童便自救后的某天，其途径居庸关，恰好遇到一辆马车翻了，随车的七八人都受了重伤，痛苦呻吟不已。薛太医目睹生灵惨状，遂向往来儿童索取童便，纷纷令伤者服下，很快就缓解了症状。

饮童便以救跌仆损伤，是军队中流传很广的急救方法。薛太医结合自身经历及多次的临床验证，证实此法确有奇效，于是其在书中写道："一切伤损，不问壮弱，及有无瘀血，俱宜服此。若胁胀，或作痛，或发热烦躁口渴，惟服此一瓯，胜似他药。他药虽效，恐无瘀血，反至误人。童便不动脏腑，不伤气血，万无一失。"

清代新安医家胡其重，在其急救专著《急救危症简便验方》中也提到："凡金伤与折伤，俱宜先饮童便及用葱熨法，并避风为要。"可见已经把童便放在了金创伤者急救的第一位。由费山寿的《急救应验良方》可知，先饮用童便一二杯是为了防止瘀血攻心而引起神昏重症，而将葱白切碎，和面炒热敷伤处频换是为了止痛。

除了跌仆损伤之外，童便还用于内伤出血的止血急救。近代名医蒲辅周在其《医疗经验集》提到："童便其味咸而走血，治诸血病不可缺，能消瘀血，止吐、衄、咳、咯诸血。血逆加童便，其效更速。"蒲老还有一则应用童便的医案可证童便之奇效，见于《蒲辅周医案·吐血（胃溃疡出血）》。38岁的男性患者，旧有胃溃疡病，以前就出现过胃出血。最近20多天大便潜血阳性，加之工作劳累和出差淋雨受寒，在饮用了一杯葡萄酒后便吐血不止，经住院治疗两天，仍然大口吐血。当时主管医师考虑可能存在胃穿孔，要行手术治疗，并告知家属再延误下去可能失去手术时机。家属不想手术治疗，便连夜请蒲辅周诊治，蒲辅周考虑为受寒饮酒致血上溢，处以《金匮要略》的侧柏叶汤，以温胃阳消瘀止血，方中除了侧柏叶、炮姜、艾叶三味药物外，还用了童便60毫升兑入，嘱患者将药液少量频服。次晨，吐血渐止，此后又诊治了数次痊愈，每次方中均使用了童便。

西学东渐之后，一些中药被认为不合卫生，受到了科学家及新派人士的讥笑，童便也名列其中。

需要说明的是，上文提到的蒲辅周用童便治吐血发生在 1960 年，患者是一名干部，如果不是因为住院治疗无显效，如果没有蒲老先生的德艺双馨，患者是很难依从的。海上名医陈存仁 1949 年赴港行医后，不得不入乡随俗，"逢到若干虚弱不堪的病人，或者剧烈吐血等症，照古老的方法，应该是要用到童便的，但深恐病家误会，就改用其他药物了。"

曾经在中医急救史上辉煌了千百年的童便，就这样在西学东渐潮流中淡出了中医药的历史舞台，但它并没有远离医学界，只是摇身一变，化成了西药制剂，继续肩负着起死回生的崇高使命。如果说日本早年从童便中提取的治疗性机能发育不全药物，尚不足以延续童便起死回生的使命，那么我国自主生产，并且广泛应用于临床的尿激酶，则毫无疑问是起死回生的良品了。

尿激酶由肾脏产生，可从尿液中提取。至今，尿液——尤其是童子尿，仍是尿激酶的主要来源。在支架植入技术推广于临床之前，尿激酶作为第一代溶栓药物，广泛应用于急性心肌梗死、急性肺栓塞、缺血性脑卒中等急症的治疗中。即使到了现在，以上急症的保守治疗也会用到尿激酶。晚尿激酶而诞生的乌司他丁，也是从尿里提取的，现在已经是常用的广谱抗炎救治危重症的药物了。

文章写至此处，想必读者们不会再怀疑童便起死回生的神效了。《皇汉医学丛书》的《为医十箴》说："老医之话不可苟闻，俗医之方不可苟记"。对于自古以来流传的一方一药，除了偶闻其效用之外，更要验之于临床，除了验之于临床，更要研究其必然之理。童便从古代的伤折急救，到现代提取尿激酶用于急症溶栓、提取乌司他丁用于危重症的抗炎治疗，均是对于童便急救作用的继承和拓展创新。想必和童便一样值得挖掘的古代中医急救药物和技术还有很多，我们应该本着"发皇古义，融会新知"的研究态度，将它们继承发扬！

甘草解毒救御医

甘草，见载于《神农本草经·上品》，明确记载有解毒的功效。陶弘景把甘草誉为"众药之主"，认为它有"安和草石而解诸毒"的功效。甘草还有一别名，叫"国老"，国老这角色至少是德高望重的，能够于缓和之间协调诸多矛盾。为什么要将"国老"这个名号送给甘草呢？据唐代大医学家甄权说，甘草能治七十二种乳石毒，解一千二百般本草毒，调和众药的功劳无人可及，于是就被奉为"国老"了。

甘草能解毒，绝对不是只记载于纸上的传说，它曾在明朝救过太医盛寅的命。

盛寅是苏州府吴县人，因医名闻于天下，被征入宫中做了御医。他曾准确预言了永乐皇帝的死期，并力排众议，用活血通经的药物治好了仁宗妃子的闭经。这样一位神医，也有病倒的时候。

宣宗年间的某天，盛寅照例早起到太医院上班，不料，刚巡视完毕御药房，就猝然晕倒不省人事了。太医院圣手如云，然而轮到自己的同事病了，却回天乏术了。他们试遍了通关取嚏、针刺人中、灸百会等中医急救法，抢救了半天，也没能让盛寅苏醒过来。

这件事情很快被宣宗皇帝知道了。太医病倒在了御药房，众御医竟然束手无策，实在是件有趣的事情。宣宗皇帝于是贴出了皇榜，招募神医来救治，连同盛寅的病历摘要也写在了皇榜上。皇榜一经贴出，舆论为之哗然，大街小巷都在议论着这件事情，唯独没有人去揭皇榜。大家都知道这件事情非同小可，如果治不好可是要犯欺君之罪的。

这件事情传到了一个草泽医的耳朵里，这位草泽医早就看到了皇榜，只是苦于不识字，不知道写得什么内容罢了。现在得知是盛太医病倒了，顿时觉得发财的机会来了，于是，大摇大摆上前去揭了皇榜。很快，草泽医就被侍卫们带到了御药房给盛寅看病。草泽医对于盛寅的病情早就了然于胸，但在众太医面前也不能太过寒酸，于是三部九侯诊起脉来，详细诊视完毕，又故作凝思状。御药房的太医们早就备好了笔墨，以待高明指教了。草泽医连字尚且不识，焉能用得笔墨？只见他大手一挥道："不必书写脉案处方，但取甘草半两，煎汤服下即愈。"

众医将信将疑，又不得不照办。一盏茶的工夫，甘草汤已煎好，侍者给盛寅徐徐灌下。一剂药服完，盛寅鼻头已微微有汗渗出，再过一刻钟，盛寅醒了，诸恙若失。

宣宗皇帝得知盛太医已被一位草泽医治好，急忙传见此人。草泽医面见皇上后，还没来得及行完大礼，宣宗就忍不住发问了："为什么众御医治不好的病，你单味甘草汤就能治好呢？快细细讲来。"草泽医初见龙颜，不胜惶恐，手脚开始有些颤抖，但还是努力让自己镇定下来，徐徐答道："启禀圣上，盛太医的病，既非暗风，亦非客忤，乃因年事已高，正气渐衰，又未及吃早饭，谷气不得续，空腹卒入御药房，中百药之毒而发晕厥。小民以草药治病为生，凡操同业者，无不日日与药为伴，常见前辈年高者，因空腹侍药而发晕厥，师们所传救治方法，即取甘草半两煎汤服下，可保立苏。盖因甘草性味平和，善调和诸药而解百毒。"

宣宗听完，称奇不已，遂召见盛寅相问，果然是空腹入御药房。宣宗更加叹服草泽医的医理圆融，于是赐其白银三百两，以为嘉奖。

从今日来看，盛寅晕倒或不能排除低血糖所致，但甘草调和诸药而解毒的功效历代皆有记载，甘草也因此功效而屡见于古今名方，在《伤寒论》113方里，甘草的使用频率为70次，名列第一。现代药理研究也证实了甘草解毒的效用。因甘草内含有具备抗炎、抗过敏的甘草甜素，故甘草及其制剂对多种药物、食物中毒如水合氯醛、乌拉坦、升汞、铅丹、河豚毒素、蛇毒、细菌毒素、农药中毒等，均有一定解毒能力。

鲜药的使用有非常悠久的历史，张仲景《伤寒杂病论》即有多处使用鲜药的记载，如百合地黄汤用生地黄汁，治食郁肉漏脯中毒方用生韭汁。据我研究体会，张仲景所云生品即是鲜品，如地黄干品有专名叫"干地黄"；再如"附子大者一枚，生，去皮，破八片"，"生"即为"鲜"之义，假如为附子干品其皮断难去除，必为鲜品方能有去皮之炮制。在清末民初这个历史时期，使用时令鲜药治疗时令病，更是蔚然成风。

我之前读医案时，看到先贤使用的鲜药，只是随便读过。有一段时间，医院的药房来了一些鲜药，有鲜茅根、鲜生地、鲜石斛、鲜百合，我在 ICU 治疗热毒伤阴的患者也逐渐开始使用。一次去药房窗口取药，药房同事和患者的交流，引起了我对鲜药的思考。只见同事将一个塑料盒子递给患者，当面打开，取出一袋袋独立包装的药嘱咐他："这是鲜生地，刚从冷柜里取出来的，您拿回家里要冷藏保存，每次煎药时拿出两包拆开，放在药里一起煎煮。"我这才意识到鲜药的储存是个重要环节，密闭保湿太过容易腐败，通风过度保湿不足就变成了干品。联想到以前没有像现在这样方便的冷藏设备，使用的鲜药应该会受限于时令，比如鲜荷叶、鲜荷梗、鲜藿香这些绿叶类的鲜药，只能在春末秋初这段时间才有药源；而鲜梨、鲜荸荠、鲜藕这种果实和块茎类药食同源之品，保存时间较长，则随时可以取用。

此后研读萧龙友先生医案，发现萧先生也常用到鲜药，如鲜荷叶、鲜荷梗、鲜佛手、鲜石斛、鲜莲子等，但是一些难以长期保存的鲜品如鲜茅根、鲜石斛、生苇茎，也会出现在萧先生一年四季的处方中。这不禁使我对民国时期鲜药的保存和供应产生了疑惑，但苦于无处寻找到答案，悬而未解多年。一次赴兰州拜访张绍重先生，请教萧龙友先生生平事迹和学术思想，在谈到民国一位名医曹巽轩时，鲜药的供应问题竟然得到了解答。

我向张绍重先生请教道："那些北洋总统的治病记录里，经常出现的除了萧龙友先生，还有一位叫曹巽轩的医生，这位医生是什么来历，他也是御医吗？"

张绍重先生告诉我："曹巽轩是个御医，他喜欢用鲜药，像鲜石斛、鲜佩兰、鲜藿香、鲜薄荷这些，因此在药行里被起了个外号叫'鲜货曹'。"

听张先生谈到鲜药，我连忙提出了困扰我多年的疑问："反季节的鲜药，在民国时期，是如何保存供应呢？"

张绍重先生解答说："反季节鲜药的供应不难做到，就说曹巽轩，喜欢用鲜药，所以北京的几个大药铺都给他用大花盆种。同仁堂、西鹤年堂的门口，一进大门，窗户底下都排了十几二十几个花盆子，石斛给你种上，麦芽给你发上，薄荷给你种上，藿香给你种上，都给你预备好了，也无所谓温室，就像咱们后头养花儿的办法就行。"

听完张老的解答，使我非常折服。在说起中医药的优点时，常提到"简、便、廉、验"四个字，但现在大都市的中药饮品越来越昂贵，早就没有了这个优势。这个优势原本指的应是鲜药，在广大的山野农村地区，生了病请医生诊治，医生随口授以采某某草药内服或外用，病家便可立即将新鲜的药采到，这就是"简、便、廉"，而鲜药的有效成分含量高，疗效自然容易突出，这就是所说的"验"。

鲜药与相应的干品比较，药性更加突出，如寒凉之性的鲜药较干品更加凉润，芳香辛窜气味较干品更加浓厚，且吸收见效快，对一些热性病、血证、外伤病证及疑难重症等，尤其有特殊的功效。从药物的有效成分来看，鲜品与干品也有所差异，如鲜枸杞子有清热作用、鲜百部能利水除湿、鲜莱菔有止血功效、鲜艾叶能清热解毒、鲜石斛能清肺胃湿热。这些鲜品和干品的功效差异，是值得引起我们临床重视的。

在很长的一段时间里，鲜药基本退出了中医舞台。近年来随着中医药的繁荣发展，越来越提倡传承经典，鲜药又逐渐开始进入中医临床。并且得益于现代科技的发展，鲜药的保存更加方便。对于现在的年轻医师来说，鲜药又仿佛是一件新鲜事物，从认识鲜药、接受鲜药到学会使用鲜药，会需要一个过程。在这样的时代背景下，很有必要对先贤们使用鲜药的经验进行总结发扬。

黄土救急录

　　《尚书·洪范》云："土爰稼穑"，能化生万物。中国作为一个古老的农耕文明国度，国人对黄土的崇拜由来已久。黄土，除了生养万物以哺育人类，还能用来救急以起死回生，是一味可以就地取材的良药。最早对黄土的使用，见载于《金匮要略》，在此书第二十四篇《禽兽鱼虫禁忌》里，有治疗吃生肉中毒的方子，这个方子就是由单味黄土组成。要"掘地深三尺，取其下土三升，以水五升，煮数沸，取澄清汁，饮一升，即愈"。食物中毒的典型表现是上吐下泻，古代没有静脉补液技术，严重的食物中毒属于急症，若不及时止其吐泻，难免脱水而亡。

　　急救时，来不及去掘地三尺和煮取数沸。所以通过历代演变，只需要在黄土地上挖个坑，将新汲的井泉水倒入搅拌，等待片刻取澄清液服用即可。这种黄土拌出来的汤液，陶弘景给之取了一个雅名——地浆。后世不断发展，黄土涉及的急救病种不断扩大。

　　到了宋代神宗年间，儿科医生钱乙便借着一味黄土而名声大振。钱乙早年自学《颅囟方》，因善治儿科疾病而名闻当地。一次，钱乙治好了长公主的女儿的病，被留在了京城。留京不久，碰巧宋神宗的皇子得了惊风而抽搐不止，众太医屡治不愈，病势紧急。这时，长公主向宋神宗推荐了钱乙。钱乙诊视之后，认为皇子的病属于水气上泛所致，遂以单味黄土煮水为药。给皇子喂下后，抽搐渐渐缓解，再经调治旬日便痊愈了。神宗大喜，便将钱乙提升为了太医丞，并赐以紫金，这在当时是莫大的荣誉。一时间，公卿争相拜访求治，钱乙名声大振。

到了明朝，李时珍通过总结历代经验，认为黄土做成的地浆水，可以"解一切鱼肉果菜药物诸菌毒，疗霍乱及中喝卒死"。

李时珍所提到的霍乱，包括了烈性传染病霍乱和其他以暴吐和暴泻为主要症状的急性胃肠炎症。黄土做成的地浆水，除了对暴吐暴泻症有效，对真性霍乱也有神效。真性霍乱可见呕吐泄泻，极短的时间内，将全身的水分倾泻殆尽。医书虽然有四逆汤等经方可用，但病人往往等不到医生来诊治或者来不及煎药，已濒于死亡。

据陈存仁先生记述，用温水调和黄土，取清液灌服，一边吐一边灌，大约灌到八杯的时候，吐泻可止，霍乱症状也就消除了。一战期间，军队因流行霍乱伤亡惨重，阿拉伯人用中国传去的灌地浆水法，使霍乱的死亡率减为百分之三，而用盐水灌救的死亡率是百分之三十。军医们纷纷研究这种方法，最终命名为"陶土疗法"，被收入美国医生霍华德的《最新治疗学》一书。

现代，随着医学的发展，黄土地浆水所治疗的食物中毒、真性霍乱、暴泻暴吐症，及时给以静脉补液支持，已经罕有死亡病例了。加之完备的防疫体系，真性霍乱也很难流行开来。此时，曾经为拯救黎民做出极大贡献的黄土地浆水，是不是就要成为历史了呢？我曾经也是这样认为的。某天，偶然翻阅沈洪主编的《急诊医学》，改变了这种看法。

在"百草枯中毒"一节，中毒急诊处理的第一条云："百草枯无特效解毒剂，必须在中毒早期控制病情发展，阻止肺纤维化发生。一经发现，即给予催吐并口服白陶土悬液，或者就地取材用泥浆水100~200ml口服。"

读到这段文字，顿时有些惊讶，紧接着是兴奋。惊讶于卫生部"十一五"规划教材竟然收录了"口服泥浆水"这样的"土办法"来解毒；兴奋于几千年前先民智慧之余荫，仍在千余年后庇佑着子孙。

便于记诵的中药炮制

中药的炮制纷繁复杂，是一专门的学问，我在学习中药之时，深以为苦。后来读到王孝涛先生的《简明中药饮片炮制与应用》，观其论述提纲挈领，深有启发。读完之后，我将重点炮制方法进行归纳，编成一篇400余字的短赋并背诵，终于对中药炮制学略知门径。所编歌赋如下：

中药炮制，源远流长，

《五十二病方》之二百八十余方中，涉及炮、炙、燔、煅、细切、熬、酒渍等炮制方法。

时迁地异，代有不同。

汉代较之上古又有发展，至《伤寒杂病论》乃集其大成。后世炮制虽日渐繁杂，仍未脱出其范围。南北朝雷敩之《雷公炮炙论》第一次对炮制方法系统总结，后世如《备急千金要方》等综合医书多有专章论述。明李时珍《本草纲目》，总结发挥，纠正错误繁琐之法，虽未专述炮制，而其流传后世反而最多。新中国成立，统一各地炮制方法，废除不合理之炮制，使药材品质归于一统，生产周期大大缩短。

约言有水火之两端，散之则十七法尽详。

明·陈嘉谟《本草蒙诠》云："凡药制造，贵在适中，不及则功效难求，太过则气味反失。火制四：有煅、有炮、有炙、有炒之不同；水制三：或渍或泡或洗之弗等。水火共制者，若蒸、若煮而有二焉。余外制虽多端，总不离此二者。匪故弄巧，各有意存。"炮制之法，古称有十七种，首见于缪希雍之《炮炙大法》，作者虽称出自《雷公炮炙》，实乃辑自各书。

兹所欲言，乃临床之梗概；

炮制有专门之学科，内容丰富，学之非一日之功，此处只选与临床医生处方用药关系密切者。

舍古求今，编孝涛之微言。

王孝涛乃中医科学院资深研究员，有《简明中药饮片炮制与应用》一书，反应了现代中药炮制状况，且分类方法简明实用。以下主体内容皆改编自此书。

净、切、酒、醋；蜜、药、姜、盐；油、炭、炒、烫；煨、煅纷然。

此书论炮制为以上十四法。

净切二法，乃生片之采制，我等为医，略之而不言。

净选是中药炮制第一工序，在于去除杂质，净选方法因药材不同而有差别。切制乃中药炮制第二道工序，切制之后统称"生片"，切制之后便于煎出药性，便于进行炮制，便于处方调配和鉴别。药材品种质地不同，切制法各异。此处略而不言。

酒为百药之长，其性偏温。引药上行，三黄可证，温补肝肾，茱萸地黄。又有活血通络之效，别兼矫臭除腥之功。

多选用黄酒。将常用药物摘录如下：酒大黄、酒黄芩、酒黄连、酒黄柏、酒龙胆、酒知母、酒苦参，主要是引药上行，缓和苦寒之性；酒当归、酒白芍、酒牛膝、酒川芎、酒威灵仙、酒丹参、酒桃仁、酒益母草、酒香附、酒熟大黄，主要是增强活血止痛的功效；酒蕲蛇、酒乌梢蛇、酒蛇蜕、酒五灵脂、酒蕲蛇肉，主要是矫味并增强祛风湿活血止痛之效的；酒续断、酒仙茅、酒车前子、酒熟地黄、酒苁蓉、酒黄精、酒山萸肉、酒五味子、酒女贞子、酒菟丝子、酒阳起石，主要起补益作用；尚有个别为了减低毒性或者便于粉碎煎煮出有效成分的，如酒地龙、酒蟾酥、酒胆南星。

姜乃呕家之圣药，语出《千金》。取之以监制诸寒而助温中止呕之效；用之以缓和其毒而免燥烈戕喉之虞。

姜栀子乃监制寒性；姜黄连乃监制寒性并增强清热止呕之效；姜竹茹增强止呕作用；姜草果缓和刺激之性，增强止呕作用；姜厚朴消除对咽喉的刺激性，增强宽中和胃作用；姜白扁豆增强健脾化湿作用，姜杜仲增强补肾壮骨作用。

醋为五谷之余绪，性温而味酸。首引药入肝经，强其活血定痛之用，次缓毒之峻猛，俾其攻逐缓和之能。若施之骨石之品，又使酥脆而易于修合。

醋五灵脂（矫味）、醋元胡（尚可利于煎出有效成分）、醋乳香、醋没药（以上二者尚可缓和刺激性，增强收敛生肌）、醋香附、醋青皮、醋柴胡、醋艾叶、醋三棱、醋莪术、醋白芍、醋大黄、醋郁金、醋陈皮、醋鸡内金，主要引药入肝经，增强活血行气止痛作用，性猛者尚有缓和作用。醋五味子、醋乌梅，主要增强收敛作用。醋大戟、醋甘遂、醋商陆、醋狼毒、醋芫花，主要缓和其攻逐之性。醋自然铜、醋紫石英、醋磁石、醋代赭石、醋禹余粮、醋山甲、醋龟板、醋鳖甲、醋赤石脂，主要使之易于粉碎，煎煮出有效成分。

药汁制药，精彩纷呈，唯在医者之精妙，岂可言之以了了？

常用的辅料有甘草、黑豆制；甘草、白矾、生姜制；胆汁、白矾制；黑豆、黄酒制；花椒、黄酒制；灯心草、淡竹叶制；豆腐制；甘草制；吴茱萸制及成方"清瘟解毒汤"制。所起作用主要为降低毒副作用，协同增效作用。制川乌、制草乌、制附片（淡附片）为甘草、黑豆制。清半夏乃白矾水制；姜半夏乃白矾、姜共制；法半夏乃白矾、甘草、石灰共制。制天南星乃白矾、姜共制；胆南星乃胆汁制。制禹白附乃白矾鲜姜共制。制何首乌乃黄酒黑豆制。制紫河车乃花椒黄酒制。制豆黄卷乃灯心草、淡竹叶水共制。淡豆豉有"清瘟解毒汤"与青蒿制，也有桑叶和青蒿制，功效稍有差异。萸黄连乃吴茱萸制。制珍珠用豆腐制，使洁净易粉碎，制藤黄制硫黄用豆腐制，取解毒之效。制巴戟天、制远志、制钟乳石、制吴茱萸用甘草制。制芒硝用鲜萝卜煮水制，制松香用葱汤制。

蜜涵百花之精微，润肺补中而缓生猛之性；

蜜百合、蜜前胡、蜜瓜蒌仁、蜜白前、蜜紫菀、蜜桑白皮、蜜枇杷叶、蜜款冬花、蜜马兜铃、蜜百部、蜜麻黄、蜜知母、蜜旋覆花，主要取润肺之效。蜜甘草、蜜黄芪，主要取补中之效。蜜槐角、蜜升麻主要起缓和药性作用。

盐凝寒水之正味，利水润下又增滋降之能。

常用的盐制饮片有盐车前子、盐泽泻、盐补骨脂、盐沙苑子、盐益智仁、盐杜仲、盐小茴香、盐橘核、盐知母、盐黄柏、盐巴戟天、盐石决明、盐菟丝子、盐荔枝核、盐桑螵蛸、盐牡蛎。

至于微炒之，使煎捣容易而便于消导，又因辅料异，故功用不同而各领千秋。

主要有清炒、麸炒、灶心土炒。清炒分炒微黄和炒焦化，使便于煎煮或者缓和药性。炒微黄的有炒决明子、炒酸枣仁、炒牵牛子、炒牛蒡子、炒王不留行、炒葶苈子、炒莱菔子、炒紫苏子、炒白芥子、炒苍耳子、炒蔓荆子、炒花椒、炒槐花、炒白扁豆、炒槟榔、炒麦芽、炒橘核、炒山楂、炒白果、炒冬瓜子、炒莲子肉、炒苦杏仁、炒火麻仁、炒郁李仁、炒黑芝麻、炒芡实、炒蒺藜、炒川楝子、炒使君子、炒青葙子、炒白芍、炒桔梗、炒土鳖虫。炒焦的有焦山楂、焦麦芽、焦神曲、焦白术、焦槟榔、焦栀子。麦麸炒能增强健脾作用，主要有麸山药、麸薏苡仁、麸芡实、麸神曲；能缓和药性，主要有麸枳实、麸枳壳、麸白术；能起到矫味作用如麸僵蚕、麸椿皮。灶心土炒能增强温中止呕、健脾止泻作用，主要有土炒白术、土炒扁豆、土炒山药、土炒白芍。

油制增效而易碎；

主要有油淫羊藿（羊油，助阳）、油豹骨（食用油，使酥脆）、油马钱子（食用油，减毒，使酥脆）。

炭炒收涩且减毒。

大蓟炭、小蓟炭、茅根炭、侧柏叶炭、茜草炭、地榆炭、蒲黄炭、艾叶炭、槐花炭、牡丹皮炭、栀子炭、黄芩炭、黄柏炭、姜炭（炮姜）、大黄炭、藕节炭、血余炭、莲房炭、棕榈炭、丝瓜络炭、生地炭、荷叶炭、干漆炭、灯心炭、乌梅炭、荆芥穗炭、山楂炭、当归炭。

抑又夫烫之酥脆，能去其毛；

主要有制马钱子、制狗脊、制骨碎补、制刺猬皮、制鱼鳔、制水蛭、阿胶珠。所用辅料有沙子、滑石粉、蛤粉。

煨使除油，以和其效。

主要有煨木香、煨肉豆蔻、煨诃子、煨葛根。

唯余乎煅法之猛烈，舍金石而谁堪？

主要有煅牡蛎、煅石膏、煅瓦楞子、煅蛤壳、煅龙骨、煅牡蛎、煅龙齿、煅花蕊石、煅海浮石、煅钟乳石、煅明矾、煅硼砂。煅法主要在于使金石类药材易于粉碎，此外还可以降低毒性或缓和药性使不伤脾胃。

物性奇谈

俗话说"卤水点豆腐，一物降一物"，造化之神奇，让每一种东西都有其克星，使得芸芸众生众物，得以生克制化和谐共生。然而，造物主还有更神奇的地方，她让一些同一物内，包含了相克的成分。

荔枝——荔枝壳

荔枝生于岭南，其性大热，素体内热之人或居北方干燥之地者食之，多有上火导致牙龈肿痛，甚至流鼻血的。最便捷有效的处理办法，即用荔枝壳泡水饮用。《物类相感志》云："食荔枝多则醉，以壳浸水饮之即解。"此处说的"醉"也是一种上火的表现了。

土豆——土豆苗

土豆是北方人经常食用的，价格低廉，口感也好，富含钾及维生素。但土豆在存放期间，很容易发芽，发芽的土豆里富含龙葵素。龙葵素是有毒的，具有腐蚀性、溶血性，并对运动中枢及呼吸中枢有麻痹作用。大量进食发芽的土豆会引起龙葵素中毒，甚则危及生命。据任之堂主人的《一个传统中医的成长历程》记载，土豆苗捣汁饮用有很好的解毒作用，一旦中毒，可在到达医院之前采用此法解毒。龙葵素能被高温和醋破坏，烹调土豆时可以加入少许醋，除了入口爽脆之外，还可以预防中毒。

绿豆皮——绿豆仁

绿豆汤可以清暑生津，国人皆知。不过，真正能煮出绿豆解暑作用的人恐怕不多。绿豆皮甘寒，绿豆的清热解暑作用也全在这层绿皮，真正解暑的绿豆汤，开火之后煮几沸就可以了，如果时间过长煮破了皮，解暑作用就大打折扣了。原因就在于，绿豆仁的性味甘平，能解绿豆皮的寒凉之性。

近年来随着中医知识的普及，大众开始格外关注饮食健康，门诊常有患者向医师询问体质和饮食宜忌，其中，寒性体质能不能喝绿豆粥是最常见的问题之一。绿豆粥煮的时间很长，要把绿豆煮到皮破仁出入口绵软才成粥，这时绿豆皮的那点寒凉之性，早被化解无余。

山萸肉——山茱萸核

山茱萸见载于《神农本草本经·中品》，是一味敛肾精补虚羸的良药。曾有人采来山茱萸，囫囵入酒中浸泡，以作填精益寿药酒的。殊不知，山茱萸的肉虽是敛精的补药，山茱萸的核却恰恰相反，它有滑精的功效，这在历代本草多有记载。所以，山茱萸入药都是去核的，医界习惯称之为"山萸肉"。

生麻黄——麻黄根

如果上文四种为食物或药食同源，那么麻黄则纯粹是一味药物了。麻黄是一味良药，它药性辛温，有很好的发汗作用，据本草记载，下雪的时候，生长麻黄的地方是不会有积雪的。《伤寒论》的麻黄汤，作为发汗第一方，至今仍在临床沿用。然而，麻黄的节和根却有很好的止汗作用，所以麻黄入药，一般都去根和节。

服用麻黄剂，最怕汗多亡阳，所以古代创制了一些预防的方子，其中有一种外扑药粉的方法，就用到了麻黄根。已故名医蒲辅周先生的经验，当用麻黄剂治疗喘证时，如果病人有汗出的症状，可以用麻黄根替代麻黄，可以取到同样的平喘效果，却无过汗伤阳之弊端。

洋辣子——洋辣子的体液

洋辣子的大名叫"褐边绿刺蛾"，是鳞翅目、刺蛾科、绿刺蛾属昆虫。这种昆虫目前没有发现有什么实用价值，但它的存在却不容人们忽略。它身上的毛是有剧毒的，一旦被刺到或者落在皮肤上，痛苦不堪，常常痒痛交加，忍不住一挠，便有电窜样的神经刺激。

洋辣子在我国分布甚广，它寄生在各种植物的叶子上，其中就包括连翘叶。笔者因小时候常常上山采摘连翘，深受洋辣子之害。解毒的方法有很多，比如涂抹万金油、风油精等，不过，据笔者家乡晋南一带人民的经验和笔者多次亲身验证，最佳办法是取一截细树枝，从洋辣子口中穿入，尾部穿出，此时会流出翠绿色的体液，这种体液涂抹在蜇伤处，可在数分钟内完全消除症状。这种同体之内包含相克成分的动植物还有很多，这类生物的存在，让我国中医药学更加丰富多彩。以上只列举了日常生活中常见的几种，虽属雕虫小技，有时也可济人之急。

膏方杂谈

时入冬令，医院的膏方门诊又开始热闹起来。膏是中医的重要剂型，与丸、散、丹地位相当。《灵枢·痈疽》记载咽部痈肿刺脓后，用豕膏含咽调治，有人将此豕膏归为早期膏方。豕膏，即猪油，《灵枢》之用意，更像是局部外用，而非内服。论起有名的"膏"方，都在中医外科领域。后来，人们将膏方用在了内服。膏方内服，更多是家境殷实之人在用。古代的人们，只有病情影响了正常生活，才去请郎中，病情稍见稳定，便不再用药，更谈不上使用膏方了。

膏方制备极其耗费人工，一料膏方从开始煎煮，到收膏贮藏，至少得十个小时。但它也有优点：收膏多用甜腻之品，如冰糖、蜂蜜、阿胶之类，口感极佳；服用时只需取出一勺，开水冲化即可，极为方便；且一料膏方可以服用一整个冬天，不用频繁去医院更换处方。

每张膏方，外观相似，稠厚黏滞，色深黄，泽光亮，冷藏时可呈固态，尝起来味道差异不大，都是甘甜为主。可是若追溯到每张膏方的组成，则精彩纷呈，毫无雷同，从中还能看出不同地域不同流派的医家风格，足资我们临床借鉴。

赵绍琴先生是三代御医之后，其所传世的几首膏方特点突出。在其著作《赵绍琴临证四百法》的末尾，附有丸散膏方。其中有膏方四首。其一为梨膏，用以养肺阴、润肺燥、化痰止咳、调脾胃助消化、兼治中焦。其所以命名为梨膏者，因药渣滤净后，要加入十五枚鸭梨，连皮去核切片，入药煎煮，煎煮透彻后再滤去梨渣，加冰糖阿胶之类收膏。其二为苹果膏，用于益气养血兼治命门，调理脾胃助其消化，苹果用量为二十枚，与梨一样，要去核而留皮。其三为葡萄膏，用于益气养血兼调补先后天，葡萄用量为五斤，要去掉皮与核。用新鲜水果入膏方是比较少的，其用意应该不在于调味。大概是临证鲜药使用之余绪，取鲜果品的升发之性。不过在晚辈看来，大量水果入药煎煮，水果渣子会吸取不少药力，尚有改良之余地。现在打汁机已经普及，可以取同等量鲜果打汁，用果汁入膏剂。

赵绍琴先生的老师、北平四大名医之一汪逢春先生，也善用膏方。汪先生留下来一册《丸散膏丹底簿》。这底簿里有膏方五则，这五则膏方有一个共同点，它们都有大量芳香消食化滞之品，如沉香曲、香稻芽、陈麦芽、陈谷芽或生麦芽、生谷芽。且谷芽、麦芽、稻芽每方必联合使用，每一味的用量都在二两至四两，这组药往往占据了膏方组成的最大比例。汪先生是以善治湿温病出了名的，治湿温之要领在于调畅中焦，顾护脾胃运化。谷、麦、稻芽在汪先生湿温案中也是必用药对。在用膏方调治杂症时，汪先生仍保留了这一用药特色。其实，从病理来讲，人之所以有杂病缠身经久不愈，必有脾胃不能健运之因素在其间，补益人之气血最善之品莫过于五谷，故调治杂病之关键亦在于使脾胃能纳五谷。膏滋为黏滞之品，杂病调治尚未见效，而胃纳已见呆钝。汪先生施此巧妙之法，既满足了人们服用膏方调养的需求，又避免了滋腻碍胃之弊端。

上面提及的两位医家都是燕京地区名医。我们再来看看南方医家们的膏方特色。丁甘仁先生是南方孟河医派及海派的巨擘，在其医案中收有膏方脉案三则。南方的膏方受众更广，且膏方已经超越了医疗，成了文化。以前的医家们开膏方，要用专门的彩笺，写上长长的脉案。脉案要先将病情分析地一览无余，然后再议用药之丝丝入扣。丁先生之脉案极为精彩，如某案开篇即云："精气神者，人身之三宝也。论先天之生化，则精生气，气生神；论后天之运用，则神役气，气役精。"在药物方面，擅用血肉有情之品，是其特色，如"猪脊髓，酒洗，二十条""鸡子黄，十枚，另打搅收膏""蛤蚧尾，酒洗，九对"等。

上海的另一位医家颜德馨先生，亦是善用膏方之大家。颜先生创制"衡法"，将活血化瘀法广泛用于心脑血管病证及诸多疑难杂症。其膏方之拟定亦与时俱进。颜先生曾说过，时代发展，疾病谱亦随之变化，膏方的内容是难以守旧的，如目下心脑血管病极多，防治中风、老年痴呆的呼声最高。因此过去膏方中不常见的药物，如山楂、虎杖、蒲黄、海藻、降香、黄连，甚至大黄都成了常客。故颜先生是率先将攻法用于膏方，且从理论上予以发挥的医家。

膏方在使用中如何防止碍胃，是需慎重考虑的。曾见一位患者纳呆不适，服药始终不能缓解，只有最终停服膏方才渐渐改善。在处膏方时，如何顾护胃气，需因人而施药。素来胃阴虚，纳食即觉饱满，伴见口干不多饮，心下嘈杂者，可用山萸肉、五味子。此二味之功效，本在于收敛肾精，但其酸味与冰糖蜂蜜之甘甜糅合，足以悦脾胃而进饮食。平时饮食积滞较重者，常见口酸，打嗝有食物的气味，舌苔垢厚，大便黏滞酸腐，这时汪逢春先生之法可用，生熟谷麦芽、神曲、鸡内金，量不厌大。若平时脾虚而胃热，进一步湿热交织者，可见口苦口臭，舌苔黄腻，时见反酸烧心，这个时候苦寒之味即是健胃之品，因苦可以燥湿而寒能够清热，如黄连、黄柏之类即可，但用量一定要小。若是平时寒湿很重，口中时时泛出清涎，受风寒遇冷饮食则胃脘疼痛、腹泻频频者，可以在收膏时兑入研细的砂仁粉或肉桂粉少许，取其芳香温化之性以散寒湿。

膏方虽然已从旧时王谢之堂进入寻常百姓家，但膏方中之乾坤却不可因此而小觑。借用针家之语以总结膏方之妙用——运用之妙，存乎一心——用当而通神！

张赞臣的鼻窦炎神方

我为鼻病所苦已经十余年了。初得病时年龄尚小，对于久久不止的鼻涕，以为是次时间很长的"感冒"，但是鼻涕一流就是两年，这才听说有一种病叫"鼻窦炎"，慢慢地还出现头痛，低头时自觉沉重如石。某天如厕，突然发现臭秽无比的厕所竟然没有了丝毫臭味，诧异地与同行的小伙伴交流，才知我的鼻子失灵了。现在看来，当时的鼻窦炎已经非常严重。后来输过抗生素，服用过中药治疗，嗅觉很快恢复，但是鼻窦炎转为慢性，成了难愈的痼疾。

我也越来越相信，慢性鼻窦炎是不可治愈的。习医之后，也从未想过攻克自己的慢性鼻窦炎，此后每逢感冒，我都非常担忧。我亲身体会的感冒分为两种，一种类似于中医的"伤寒"，发病是恶寒、无汗、发烧为主，体温可以升高到39℃，此时虽然症状剧烈，但随便用点温散的中药，便可以一汗而解，两天之内便可痊愈；另一种感冒，则使我非常痛苦，发病很轻微，不过是鼻咽部微微不适，"鼻咽部"这个描述可能不是很准确，我一直无法找到准确的解剖词，一般都用中医解剖名词，呼之为"颃颡"。只要颃颡出现极轻微的症状，紧接着是流涕，体温微升，口咽干燥，自觉热甚，饮水不解，胃部反因水饮而胀，此时鼻窦炎必被诱发，症状日甚一日，直到浊黄涕难出，头为之闷塞，音声为之变色，缠绵半月才能慢慢恢复原状。

某年秋初，"颃桑之疾"又起，鼻窦炎如期加重。黄稠之涕，量多而黏，鼻塞头昏晕痛之苦，使人心烦不安，难以静坐读书，且上颌窦亦被殃及，窦口压痛明显，此症从未有过。实在被病痛折磨的忍受不下去，便请同学针治，行针留针时稍有缓解，起针片刻复如故。我想本病如此痛苦，难道就从来没被治愈过？遂查阅耳鼻喉书籍以自救。

在图书馆书架上随手翻到的第一本书貌似是《五官科医案精选》，在鼻窦炎那节浏览医案，看到有张赞臣先生一案，读之症状相近。但张先生所用药物却极其平淡，剂量又非常小，我不太相信能解决我这么严重的病痛。但是念在张赞臣编过《国医春秋》，是在生死存亡之际为保存中医出过大力的，应该不会随意发表不可重复的经验，且此方又经现代研究证实了诸药配伍的起效机理。何妨一试？

原方为辛夷花、青防风各 6 克，前胡，天花粉各 9 克，薏苡仁 12 克，白桔梗 4.5 克，生甘草 3 克。我将剂量加大，又随症加入几味药物。煎好服用一次，鼻塞浊涕竟"豁然"而通，服用两剂，诸症即瘥，极叹其效之神。此方成了我的宝贝，每次发作均可用此快速解决，到后来鼻窦炎的急性发作也日益稀少。我将此方也用于许多鼻窦病患者，皆能取神效，此方曾分享给许多医生朋友，他们也常反馈疗效迅捷。我甚至把鼻窦炎当作了自己擅长治疗的疾病之一。

回想少年时为鼻病所苦的岁月，有点感慨，如果当年作为病人的自己，能遇到现在作为医生的自己，该多好！现将张赞臣先生的原方及加减法完整地录出，提醒大家的是，不要嫌剂量小，原剂量足够了，加减法要精确，体寒易腹泻者要加温中，热盛便结者要加通腑：

张赞臣辛前甘桔汤

组成：辛夷花、青防风各6克，前胡、天花粉各9克，薏苡仁12克，白桔梗4.5克，生甘草3克。

功效：疏风清热，通窍排脓。

主治：鼻窦炎，症见鼻中常流浊涕，久则但流黄浊之物，如脓如髓，腥臭难闻，及嗅觉减退。

用法：水煎服，日一剂，早晚服。

方解：方中辛夷入肺经，善散风宣肺而通鼻窍，试验证明有收缩鼻黏膜的作用。配防风以加强祛风之力，无论风寒、风热均可适用。前胡辛苦微寒，降气化痰开泄通窍，配桔梗，一开一降，祛痰排脓，辛开苦泄。苡仁甘淡渗湿，有清肺排脓健脾之功，又能生津润燥。合花粉可加强消肿排脓作用而不伤正。生甘草泻火解毒，调和诸药，与桔梗相配即甘桔汤，长于祛痰利咽，兼治鼻、咽之疾患。全方药性平和，通调兼施，宜于慢性病者长服。

加减：气虚明显者加黄芪、白术，与原方中之防风相配，即成"前胡玉屏汤"，使之补而不滞；鼻塞重者，可加细辛、藿香；分泌物清稀，可加杏仁、浙贝母；分泌物黄稠可加瓜蒌皮、冬瓜子；黏膜水肿甚者，可加茯苓、泽泻；黏膜红肿甚者可加赤芍、丹皮。

荆防败毒散轶事

这个故事，是沈雨苍讲的。沈雨苍是谁？不得而知，只是他的名字借着狂犬病和荆防败毒散流传了下来。

道光二十六年（即公元 1846 年）冬天，沈雨苍先生外出路过湘潭，恰好遇到一位运送稻米的船夫发病，只见其猝然捧心腹，像是绞痛的样子，随即乱抓乱咬，癫态百出，病情万分危急！

这时，只见同船一位来自湖南醴陵的客人，将手中的大扇子向病人用力一扇，便大声喊道："完蛋了！这是狂犬病发作了，若不立即救治，必死无疑。如果谁能酬谢我六千钱（现在大约折合人民币 3 000 元），我有秘方可以让他起死回生。"

船主闻言，立即上前哀求其赐方救治："这位先生，漕运的兄弟们都是穷苦出身，没有随身携带那么多钱的，我们大家凑一凑，凑齐四千钱以作酬谢，恳请先生赶快赐方，救人命要紧啊！"

同船的客人们也都开始纷纷劝告，所谓"救人一命胜造七级浮屠"，这可是大善事。然而，这位醴陵客铁了心了，必须要六千钱才肯授方，见众人都来劝告，知道拿到酬金是不太可能了，遂决定袖手旁观，任其病发而死。

醴陵客人的冷漠无情，终于激怒了众人。这时，有人提议了："我们来把这个见死不救的家伙捆起来吧，把他放在这病人旁边，让他也被咬被染病而死，以作为惩罚！"众人一呼百应，七手八脚就把他绑了起来，放在了病人旁边。醴陵客害怕了起来，在心里焦急地盘算着：一旦被病人抓咬到，也要染病而亡的，好汉不吃眼前亏，何不先服软求饶，再告诉他们一张假方呢。想到这儿，醴陵客一反刚才强硬的态度，开始忏悔求饶。

"众位好汉饶命，小弟知错了！小弟刚才财迷了心窍，现在愿意无偿献方，救命要紧，求各位快快松绑。"

敦厚的船长见其悔过，便令船夫们为之松绑。这时，又有人提议说："这人为了钱都能见死不救，他的话实在不可信。不能被他蒙骗了，必须先告诉我们秘方，能把病人救活了才能放开他。"船长一听觉得有理，便令醴陵客先授秘方再松绑。事已至此，醴陵客只得就范，无奈地说出了秘方："说是秘方，其实也不神秘，就是用大剂人参败毒散，加入生地榆、紫竹根浓煎。这个病人因为抽搐已经牙关紧闭了，就用乌梅肉擦他的牙龈，口噤自然打开。"（笔者按：此为古代急救开噤常用之法，《五十二病方》已有记载）

同船有懂医的，迅速录下处方，遣船夫去买药了。药物煎好后，急忙灌下一剂，病人神识渐渐清醒，服完两剂就同正常人一样了。

众人见病人好转，就将醴陵客松绑了，紧张的气氛又缓和了下来。醴陵客也顺便给大家普及了一些狂犬病治疗的知识："如果不幸被疯狗咬到，感染了毒气，那么会出现怕风，怕听到锣声，刚才我用扇子扇他的之后，他出现抽搐，所以我断定他是狂犬病发作。在感染毒气第七天，可以进药一剂，并且于病人头顶寻觅红发尽行拔去。到了第十四天，让病人嚼生豆试验有没有残余的毒气，如嚼黄豆有生豆气，恶心欲呕，则已毒尽，不必再服；若无生豆气，如熟豆可口，不作恶呕，急再进一剂。到了第二十一天，仍用豆照前嚼试，服完三个疗程，留毒都化成脓血，从大便排净，才可永保无虞。"

沈雨苍先生是个有心人，当时就把这张方子记录了下来。后来遇到这类病人也试过，确实灵验无比。但感受狂犬毒气的病人实在太多，一人所能救济的病人非常有限，所以就把这个方子的来龙去脉和使用方法刊印了出来，广为流传。

故事到这里就结束了。读者会有疑问，荆防败毒散加生地榆和紫竹根真的能治狂犬病吗？这要留待科学研究了。最近出版的《罗定昌临证经验集》，记载了很多用这个办法治疗被狗咬伤的病案（不一定都是狂犬病患者），有兴趣的可以参考。如果狂犬病真正大发作了，病人会畏声、光、水，即使想到水或者听到水声，也会剧烈抽搐，这时来喝汤药，更是抽搐无疑了。笔者觉得，胡天雄先生的办法更可行一些：借用现代医学的办法，将病人深度麻醉，下胃管，将下瘀血汤灌入胃肠。（笔者按：沈雨苍是古代的急救医师，还有《金疮铁扇散医案》流传，现存上海图书馆）

《古今录验》续命汤新解

读过《金匮要略》的人，都知道有一首方叫"《古今录验》续命汤"

如果不深入研读，很容易把这张处方当作是张仲景转引的。其实，续命汤原为张仲景书中的处方，流传的过程中被《古今录验》这本书所引用。后来张仲景的《伤寒杂病论》散佚，宋朝林亿等校订重刊《金匮要略》时，再把续命汤从《古今录验》这本书补充进入了残本《金匮要略》，所以目前看到的就是《金匮要略》里的"《古今录验》续命汤"了。

《古今录验》续命汤组成为"麻黄、桂枝、当归、人参、石膏、干姜、甘草各三两，川芎一两，杏仁四十枚"，主治的是中风病，即急性脑血管病。这个方的组成中有麻黄、桂枝、杏仁、炙甘草，这是不折不扣的麻黄汤。敢用麻黄汤的人，越来越少，能把它用在急性脑血管病的人，就更少了。

为什么会出现这种局面？因为医学理论的发展，西医学的昌明，让越来越多的人认识到，急性脑血管病，不论脑梗死或脑出血，都是血压升高的，病重的都会出现面赤、高热。中医名家把此病的基本病机定为了"风、火、痰、瘀"。这种风火阳证，再用上辛温大热的麻黄汤，岂不是火上浇油？岂不会血压飙升？岂不会出血加重？

古代注解《伤寒杂病论》的医家对这个处方的配伍意义多有论述，但读完各家论述，对于今天临床应用续命汤，仍然起不到太大的帮助。当你面对一位中风患者（西医诊断可以是大面积脑梗死或脑出血）时，仍旧不能游刃有余地使用此方。因为我们在理论上会有所怀疑，中风患者伴有血压明显的升高，尤其脑出血的患者血管都已经破裂，《古今录验》续命汤里的9味药，除了石膏都是温热之品，尤其麻黄、桂枝、干姜、川芎的辛温走窜不会加重高血压或出血吗？怎样去认识此方的配伍原理，才能使我们临床敢用且善用呢？为了解决这个问题，我试着从另一个角度阐释它的配伍原理——气机的升降出入。

《黄帝内经》云："出入废则神机化灭，升降息则气立孤危。故非出入则无以生长壮老已，非升降则无以生长化收藏。是以升降出入，无器不有。中风为病，病势越重则其气机之有升无降越甚，降其上升之势故可以选择潜镇，然不恢复气机原有之升降出入即使降之仍不能减其升，此时若以打开气机外出之机，则升腾之势不镇而自然势衰。如高血压患者，秋冬凛冽之时汗出减少而气机之外出亦少，外出少只能通过过度上升以代偿之，故血压升高，春夏天地温暖则反之。《古今录验》续命汤之组成可拆分为两部分，其一为麻黄、桂枝、杏仁、石膏、甘草，此即大青龙汤去姜枣，此所以发越气机以使之外散，因势利导而折其升腾之势；其二为人参、当归、川芎、干姜，补益气血温守中焦既可通络又可防止因散而耗气。

明白了这个原理，对于续命汤便不再会那么恐惧。再结合此方的主治条文，和详细的服用方法、护理要点，便更能体会古人治疗之细致入微，使心中疑窦一一冰释。

《古今录验》续命汤主治"中风痱，身体不能自收，口不能言，冒昧不知痛处，或拘急不得转侧"；煎服法："上九味，以水一斗，煮取四升，温服一升，当小汗。薄覆脊，凭几坐，汗出则愈，不汗更服。无所禁，勿当风。并治但伏不得卧，咳逆上气，面目浮肿。"我们对这段文字进行一个古今中外融合的详细释义。

"《古今录验》"是书名。"续命"是方名，即延续生命之义。

"中风"，病名。"痱"，《说文解字》云："风病也，从疒非声"，"痱"即中风后出现的偏瘫状态。

"**身体不能自收持**"，是对"痱"进行进一步的症状描述，肢体不能自行伸展蜷缩或保持一个姿态。

"**口不能言**"，即不能说话，此处只说"口"，类似于构音障碍，而不一定是意识障碍导致的不能说话。

"**冒昧不知痛处**"，"冒"，《说文解字》云："冢（读 měng，是汉字，古同"蒙"）而前也。从冃（mào，音同"帽"）从目"。段玉裁注："冃目者、若无所見也"。"昧"，《说文解字》："爽，旦明也。从日未聲。一曰闇也"，段玉裁注"闇者、闭門也。闭門則光不明"，那么"冒昧"二字连用，指视力障碍或者引申至意识的模糊，对应于今天的查体比如瞳孔的对光反射迟钝，双目凝视等，而且患者不能表述哪里不舒服，所以叫"冒昧不知痛处"。

"**或拘急不得转侧**"，指肢体拘挛肌张力可以增高，身体不能灵活地翻转。

"**上九味，以水一斗，煮取四升**"，共有 9 味药，放在一起煎煮，大约用水 2 000ml，煮成之后的量约 800ml，这个煎煮信息传递给我们的有煎煮时间的长短及服药频次，将 2 000ml 的水煮到 800ml，大概需要的时间是多少？肯定比我们现在说的煎煮"半小时"的时间要长。

"温服一升，当小汗"，这是说服药后会出现的反应，是稍稍出汗，准确预测服药后的反应很重要。首先要知道服药有没有达到有效的剂量，其次可以告知患者服药后出现哪些情况是正常的，免得患者及家属对于服药后出现的反应惊慌失措。服药的量是所煎药量的 1/4，这叫多备少服法，急救用药时都有这个特点，使用峻猛药毒性药时也可以采用这种服药方法。

"薄覆脊"，给患者的背上盖一层薄被，这是辅助发汗和避免再次受风寒的有效护理措施。

"凭几坐"。"几"，《说文解字》："踞几也。象形。《周禮》五几：玉几、雕几、彤几、鬃几、素几。凡几之屬皆从几"，段玉裁注释云："古人坐而凭几，蹲則未有倚几者也。"在湖南省博物馆，马王堆汉墓出土文物展即有"几"之实物。"凭"《说文解字》："依几也"。故"凭几坐"是指靠着几坐着，这一点是值得我们关注的，生病后服药我们多让患者静卧休息，但这个却是让患者坐着，这个护理细节不禁使我们想到了急性脑血管病尤其脑出血患者的体位摆放，即高颅压患者降颅压的基本护理——床头抬高 30°。"汗出则愈，不汗更服"，为什么只服用四分之一？因为每个患者体质不同，对药物的敏感性有差异，所以缓慢加量，以达到有效量为准，就像治疗有机磷中毒时阿托品没有固定剂量，要用到阿托品化为度，这在中医学里叫"以知为度"。

将这张经方读到这种程度，使用起来岂能不得心应手？

我在大学五年级临床实习时，在某医院针灸科专门收治急性脑血管病患者 10 例，一律使用《古今录验》续命汤，观察一周，有奇效者，有未见明显改善者，但无出现不良反应者。当时使用此方的对策是将原方药物次序调整成：党参、桂枝、生石膏、干姜、川芎、杏仁、当归、生麻黄、炙甘草，上级医师乍一看是益气养血通络之方，便同意使用。

独立在 ICU 行医后，用此方治疗过一些神经系统重症，以大面积脑梗死、脑出血、格林巴利为多，疗效还算满意，但是医案并未进行整理。目前只保留了早些时候，使用此方治过的一位病毒性脑炎后，遗留瘫痪的患者，疗效显著。

这是一位 28 岁的小伙子，病起于 9 月，当时发热、小便难，左侧肢体麻木无汗，继而失聪、神昏，至北京协和医院急救，考虑为病毒性脑炎，气管插管、上呼吸机、抗感染加激素等治疗后挽回了性命，但后遗双下肢痿废，仅有触觉及位置觉。二便不能自控。诊其双寸口脉浮数，双太溪及趺阳脉沉弱。腰以下触之凉。舌暗红少苔而干，口渴欲饮冷。处续命汤原方（生麻黄用量为 15 克），取汗为度。7 剂大效，二诊用生晒参 60 克替代党参，逐渐痊愈。

浅议仙传牡丹十三方

仙传牡丹十三方，从字面解释是"仙人"所传授的13个方，方书记载较少，应是医家秘传一类的方子。此方主要用于产后，又称为"产后十三方"，据说最早来源于海宁郭氏女科。"十三方"以一首方为主方，对产后常见的十三种病证列出了十三种加减法，从而衍生成了十三方。主方组成为当归三钱，川芎一钱五分，生地一钱五分，泽兰、香附、益母草、延胡索米醋炒各一钱。十三种加减法分别为：

①三四日发热，加姜炭、人参、黄芪各一钱；

②败血上行，心口作胀，加大黄、桃仁、莪术各一钱；

③四肢冷逆，加肉桂、干姜各一钱；

④心膈迷闷，加陈皮、枳壳、砂仁各一钱；

⑤血崩加地榆、山栀、丹皮各一钱；

⑥咳痰，加杏仁、桑皮、桔梗各一钱；

⑦死血不行，腹硬，加红花、枳实、桃仁各一钱；

⑧饮食不进，加麦芽、山楂各一钱；

⑨脾胃作胀，加白术、茯苓、苍术、厚朴、陈皮、砂仁、枳壳

各一钱；

⑩心神恍惚，加茯神、远志各一钱；

⑪胎衣不下，加朴硝一钱；

⑫冒风加防风、天麻各一钱；

⑬血晕加五灵脂、芥穗炒黑各一钱。

中医妇科主要围绕经、带、胎、产四方面疾病开展工作。然而，随着西医的发展，产科已经完全归属于西医，大多数中医院已经不设置产科。产妇之死亡率被作为衡量一个国家和地区卫生事业水平的重要标准。在古代产妇死于难产、失血、低血容量休克、羊水栓塞、感染者不可胜数。中医产科诸法即在不断实践中，总结形成了系统的理法方药。

"产后"，中医妇科学认为"弥月为期""百日为度"，古代将之定义为一月至三月。西医妇科学认为"从胎盘娩出至产妇全身各器官除乳腺外，恢复至未孕正常状态，所需的一段时期，称为产褥期，通常规定为6周。"牡丹十三方的使用即在此时期。

中医妇科学认为产后病的病因病机可归纳：亡血伤津、元气受损、瘀血内阻、外感六淫或饮食劳伤。将亡血伤津和元气受损皆归为虚证，则产后的病因病机可进一步概括为：虚证、瘀证、外感病证、脾胃病证四个方面。仙传牡丹十三方基本从这四个方面立方用药，以表格归纳如下：

主方	分类	病症	加减法
当归 川芎 生地 泽兰 香附 益母草 延胡索	虚证	☆三四日发热	姜炭、人参、黄芪
		☆四肢冷逆	肉桂、干姜
		☆心神恍惚	茯神、远志
	血证	☆败血上行心口作胀	大黄、桃仁、莪术
		☆死血不行，腹硬	红花、枳实、桃仁
		▲胎衣不下	朴硝
		☆血晕	五灵脂、芥穗炒黑
		☆血崩	地榆、山栀、丹皮
	外感	★冒风	防风、天麻
		★咳痰	杏仁、桑皮、桔梗
	脾胃	★饮食不进	麦芽、山楂
		★脾胃作胀	白术、茯苓、苍术、厚朴、陈皮、砂仁、枳壳
		★心膈迷闷	陈皮、枳壳、砂仁

现在产妇都送往医院生产，都能第一时间接受现代医疗，许多古代常见的病已近绝迹。如牡丹十三方中所述"胎衣不下"，今日已经很少出现，行刮宫术即可解决；又如"血崩"，即子宫大出血，现在不仅有止血药物及输血支持治疗，还可以在保守治疗无效、生命危急者，行急诊子宫切除术；再如"血晕"，或因失血，或因羊水栓塞，现代之脏器支持及综合抢救能力，已远非古代所能想见。

除上述危症之外，牡丹十三方中其余加减主要涉及脾胃症状，如饮食不进、脾胃作胀；涉及外感症状，如冒风、咳痰；涉及全身虚弱症状，如心神恍惚、四肢逆冷等症。这些病证，中医犹有可为之空间。如心神恍惚、四肢逆冷，若久久不愈，西医多归之产后抑郁，并无有效的治疗，中医药则可通过辨证施治获得满意疗效。

上述表格中，将十三方在今日的应用价值进行了一个简单分类，标注"☆"者为今日仍会有之病证，但中医药已经没有突出优势；标注"▲"者为今日基本不会再有之病证；标注"★"者为今日仍有之病证，且中医药优势突出。

牡丹十三方以养血扶正之四物汤去白芍之酸敛，加香附、延胡索之理气血止痛，泽兰、益母草之活血利水通经，于产后血虚水盛瘀阻之病机颇吻合，而十三种加减变化又示人以临床变化之门径，可资今日临床之借鉴，试作一方歌，以便传诵：

仙传牡丹十三方，产后诸病可酌量，
四物去芍泽香草，元胡妙在醋炒香。
胸膈迷闷砂枳陈，纳呆可资麦山楂；
脾胃作胀忌甘壅，平胃白术砂枳苓。
冒风咳痰何堪惧，天麻防风杏桔桑，
三四日间发虚热，黄芪人参并炮姜。
血晕血崩不一般，灵脂黑芥榆楂丹；
死血不行腹硬痛，红花枳壳桃仁攻；
败血上冲胀堪畏，莪术桃仁川军行；
又有朴硝下胎衣，可惜今时已无之；
心神恍惚四肢冷，茯神远志肉桂姜；
妄说产后多抑郁，岂知岐黄有神方。

我负三仁汤

三仁汤，出自吴瑭之《温病条辨》，因方中有杏仁、蔻仁、薏仁三味，故予"三仁汤"命名，立方距今220年。余年十八岁方习医，三仁汤为余所自学之第一方。

吴公于三仁汤方注云："世医不知其为湿温，见其头痛恶寒身疼痛也，以为伤寒而汗之。汗伤心阳，湿随辛温发表之药蒸腾上逆，内蒙心窍则神昏，上蒙清窍则耳聋，目瞑不言。见其中满不饥，以为停滞而大下之，误下伤阴，而重抑脾阳之升，脾气转陷，湿邪乘势内渍，故洞泄。见其午后身热，以为阴虚而用柔药润之，湿为胶滞阴邪，再加柔润阴药，二阴相合，同气相求，遂有锢结而不可解之势。惟以三仁汤轻开上焦肺气，盖肺主一身之气，气化则湿亦化矣。"余初习此方时喜其议论精妙，曾熟背之。而领略其精髓，竟在事隔经年，治病连连碰壁之后。

某年夏初，携妻西游长安，淋雨寒甚，初不觉苦，肉食不辍，旅途烦劳，两日后游秦始皇陵归，寒热乃作。虽着厚衣，寒不稍减，烈日之下，瑟瑟发抖于湘子庙前。时已近午，妻于窄巷中觅得美食，大快朵颐。余相对而坐，恶闻食嗅，默默但欲卧寐，妻再三劝勉，强力支撑，略进食之。是夜，复乘车，越秦岭而入巴渝，于卧铺之上辗转反侧，连服感冒清热颗粒三包，虽微汗出而寒更甚。

寅卯之交至北碚，复乘城际快轨至重庆。烈日之下，人皆着短衣，视余为异类。彼时舌苔尚未起，自忖经汗而不解，或可从少阴病论治。且近时扶阳之学盛行，医案多有以麻黄附子细辛汤解寒于顷刻者，遂欲仿之试服药饵。所居不远有某某药房，店内陈设古雅，沧桑毕现，据云已历时百年，心甚仰慕之。遂至柜台，手书生麻黄三钱、制附片四钱、细辛二钱、炙甘草五钱，三剂代煎。岂知百年之店家嫌药少无利不予代煎，加至七剂亦不允。无奈，遂合入补中益气汤以使彼有利可图。

午后二时服药，腻苔顿起，寒热更甚，始悟为药所误，悔之已晚。途经重庆中医院，入急诊测体温39.7℃，遂至同仁堂购三仁汤两剂，以备夜间服之。病虽甚，游玩之兴不敢稍减，晚间大啖火锅，乘索道，越长江，复于南山树下观渝城盛景。妻游兴阑珊，相携归去。入寐已近子时，体若燔炭（体温或逾40℃）。妻以湿巾频频擦拭以祈降温，并多次侍服三仁汤，寅时腹中作响，急如厕，大泻之，胸腹之滞顿开。晨起恶寒已解，疲乏特甚，勉食吴抄手，至磁器口古镇，匆匆览龙隐寺，晚食洞子鲫鱼，脾胃已醒，夜宿江上，清风徐徐，诸症渐次向愈。

余于花下为此文时，已距病游渝中两年。与妻回首彼时之落魄，竟哑然失笑，别有一番滋味矣！

盖余之发病也，寒邪薄于外，食气积于中，寒食再与素体之湿相混，遂成胶着之势。此时若理气化湿导滞兼散外寒，病可速愈。然旅途医药不便，先服感冒清热颗粒误汗于前，再服补中益气麻黄附子误补于后，遂使诸邪相裹，如油入面。所幸悬崖勒马，频频服吴公之三仁汤，至寅时肺气得宣，湿滞遂开，宿垢洞下而渐解。此后再遇此等病，多予三仁汤后畅下得解。

至此方知，我负三仁汤久矣。而岐黄千年之积蕴，良方逾千万，我所负者又岂三仁汤哉？

药食同源

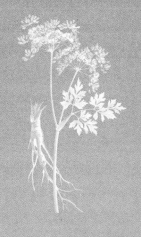

药食良品白萝卜

萝卜的品种很多，人们熟知的有白萝卜、胡萝卜、水萝卜、红心萝卜……虽然同享"萝卜"之名，却各领风骚，互不雷同。此文但论白萝卜。

白萝卜，色白，味辛，采收于秋季。从其色、味，到采收的节令，都与五行中的"金"密切相关。在五脏系统里，肺脏的五行属性也是"金"，因此，白萝卜和肺注定有不解之缘。

白萝卜味辛窜，故可通滞行气，而汁水充沛，余味甘甜，所以又有生津的作用。用白萝卜炖牛腩，是一道不错的菜，淡而不薄，滋而不腻，老少咸宜。若以之炖羊肉，也堪称佳品，辛窜所以去羊肉之膻，甘凉所以减羊肉之燥。这道菜的创制，与中医医理不谋而合，所谓"医食同源"，诚非虚语。白萝卜是膳食佳品，已成共识，而以之入药，其效亦非等闲。

白萝卜个头大，汁水多，捣汁以为药，效力迅捷，常用于急救。据王振琴《一个针灸医生的临床手记》记载，其师周德宜曾用白萝卜汁灌服煤气中毒神昏患者，并配合针刺十宣出血，取得了起死回生之功。白萝卜汁救治煤气中毒患者，灵感应该源自于古代急救方书。话说某年代，有一撮流寇被官兵围入山洞之中，官兵不明洞中虚实，不敢贸然进入，遂用柴草填塞洞口，点燃以烟火熏之。众贼寇被烟所熏，顿时呛咳流泪，咽干口燥，然皆知逃出洞外也难免一死，都坚守不出，最终除一人幸存外，其余全被熏死。幸存者躲在洞的最深处，黑暗之中，摸到地上有一些新采收的萝卜，可能是附近村民暂时存放于此，口咽干燥难忍，捡起萝卜大啖为快，竟然免于一死。他很快意识到自己的幸存也许与吃白萝卜有关。逃生之后，再遇到被烟火熏灼神昏者，皆用鲜萝卜捣汁灌下，竟然效果奇佳。这个方法就这样流传了下来，并推广用于煤气中毒的急救。

又有用白萝卜汁点鼻，治疗偏头痛急性发作。痛在右则点右鼻，痛在左，则点左鼻。此法也被古代急救方书广泛转载，遗憾的是一直未曾验证疗效如何。去年腊月底，姐姐来电话，诉晨起一觉醒来，右侧头痛伴双侧鼻塞，咳嗽、说话、走动等引起头部震动时，疼痛明显加剧，问我如何处理。乡间的冬季，家家户户都储备着大量的白萝卜，于是令其就地取材，捣鲜萝卜汁半小碗，滴入鼻中。没想到一灌即豁然开通，鼻塞头痛顿除。但这个头痛是急性鼻窦炎引起的，灌萝卜汁只是临时救急，善后治疗还多亏了张赞臣先生的辛前甘桔汤。

上文提到白萝卜辛窜可以行气导滞，甘凉可以生津液，这两个功效，正宜用于热病善后或温病劳复，像仲景的枳实栀子豉汤那样。名医胡天雄之母热病初愈，胃口渐开，亲人有蒸鲜鲫鱼加肉片少许，送来慰问，老人仅吃肉片数点，晚间体温又升高。时已秋深，胡天雄乃至园中采鲜萝卜数个，切碎捣汁，每服下一匙清热化浊的中药汤剂，便继服一匙鲜萝卜汁，经此少量频服鲜萝卜汁和汤药，旋即热退。由治疗过程中一匙药配一匙鲜萝卜汁可知，鲜萝卜汁的用量还是很大的，而且起了不可替代的作用。

白萝卜还能缓和药性。民国医家张锡纯，将白萝卜切成细丝，加入芒硝同煮，煮至萝卜软透欲化时，捞出萝卜丝，留取汁液为药，此药可用来泻痰热以治癫狂。白萝卜与芒硝同煮，则芒硝之性渐趋缓，能将胸膈间痰热缓缓导下。这是临床猛药缓用的方法，深得仲景调胃小承气汤中甘草芒硝配伍的精义。

白萝卜的功效还有很多，比如《本草纲目》记载的"生捣汁服，止消渴""煮食，化痰消导""煎汤，洗脚气"等，此文只是略举一二。善用之者可以解民疾苦，救急于万一。至于萝卜子又号"莱菔子"，能消食而祛风痰，则医者皆知，不再赘述。

药食同源话鸡蛋

鸡蛋除了作为食物，为人体提供蛋白质等营养成分，还可以入药。

一枚受精的鸡蛋，可以看作一个生命的浓缩体，一旦经过孵化，就会变成一只毛茸茸的小鸡，活泼可爱招人喜欢。也许正因为这种生命的潜能，使得鸡蛋自内而外都可以入药，而且药效别具一格。

平民圣药鸡蛋壳

鸡蛋壳是以碳酸钙为主要成分的钙质，可以中和酸性物质，所以它可以用来中和胃酸。我国近现代名医章次公先生，在治疗胃病反酸时，常用鸡蛋壳。按理说，中药里可以中和胃酸的药物有很多，常用的有瓦楞子、乌贼骨、珍珠粉等。鸡蛋壳这一名不见经传，不被《中药学》收录的东西，何以被章先生选来治疗胃酸呢？

原来，章次公先生素有"平民医生"称号，时时刻刻都在为患者着想。建国初期，由于生活水平低下，劳动人民吃不饱穿不暖，加之生活劳苦，最易罹患胃病。患病之后，又无钱买药治疗。于是，章先生就选择了这么一味可以就地取材的良药——鸡蛋壳。为了便于有效成分的煎出，要先将蛋壳放入火中煅至发黄，研末入药。

名伶常备凤凰衣

鸡蛋壳的内壁有一层膜，有时候，蛋膜与鸡蛋白粘得很紧，剥起来甚是费劲，以至于扫了吃蛋的雅兴。据说，只有新下的蛋才会这样。

鸡蛋膜的大名叫"凤凰衣"。据说凤凰是以鸡为原型虚构出来的，所以鸡又叫土凤凰，鸡爪又叫凤爪，"泡椒凤爪"的大名是人人皆知。

凤凰衣可以保护胃黏膜，免受胃酸的侵蚀。上文提到的章次公先生，有一张溃疡散方，里面就有凤凰衣。所谓"胃溃疡"，即胃内壁的黏膜层因各种原因被破坏，胃壁被胃酸腐蚀而溃烂，酸性的胃液再刺激溃破处而产生疼痛感。治疗此病用凤凰衣，即取"以膜补膜之义"。此外，凤凰衣还有保护咽喉的作用。有一张古方，名叫诃子亮音丸，专门治疗喑哑语声不出，方由诃子、苦桔梗、甘草、凤凰衣、冰糖组成。北平四大名医之一施今墨先生，用此方治疗了很所喑哑患者。老一辈的演艺家们也都常常备有此药，有病时可以治病，无病时可以保健嗓子。

利咽消疮鸡子白

鸡蛋清的大名叫"鸡子白"，性味甘寒，可以清热利咽。两千年前的《伤寒论》里有半夏散，治疗咽中伤痛，音不能出，方中就使用了此物。其法将鸡蛋破壳去黄，留蛋清少许，加入米醋、半夏末，然后将蛋壳放在刀环上（古代佩刀的刀柄有圆环），置火上加热至三五沸，放温后时时饮一小口，慢慢咽下。民间在治疗咽痛时常有生吞鸡蛋的，这也是取鸡子白清热利咽的效用，但此法不符合卫生要求，应当摒弃。

除了内服利咽开音，鸡子白还可以外用治疗疔疮，这在古代应用较多。在长期住院的患者中，如果护理不当极易出现褥疮。在将发褥疮时，皮肤会发红疼痛，此时用鸡子白频频外涂，并注意护理，时时帮助患者翻身，可以避免褥疮的发生。

养血良品生蛋黄

鸡蛋黄的学名叫"鸡子黄"。张仲景有一张黄连阿胶汤，方中有鸡子黄两枚，治疗阴血不足，心火亢盛的失眠。在这张方子里，鸡子黄不能同药物一起煎煮，否则就变成了蛋花汤，失去了养血安神的作用。要先把其余药物煎好放温之后，加入鸡子黄拌匀即成。山西四大名医之一李翰卿，晚年时曾患失眠，久治不愈。后经同道张子琳诊治，即处以这张含有鸡子黄的处方，服药后很快睡眠改善，一时传为佳话。

清代温病大家吴鞠通，对鸡子黄的功效阐述更为精妙。其认为鸡子黄之于鸡蛋，正如地球之于宇宙，悬浮其中，饱含生生之气，可以填精血，镇摄息风。所以他制定了一些含有鸡子黄的处方，来治疗温热病后期，病邪伤及精血，虚风内动之象，这些方剂至今仍在临床中使用着。

趁热"滚蛋"祛寒痛

以上分述了鸡蛋各个部分的功效，现在应该说说它们团队合作时的妙用。这是一种历史悠久的疗法，广西的壮医们应用最多，中医古代的急救方书中也有一些记载，此处姑且称之为"滚蛋疗法"。这个方法可以治疗受寒引起的剧烈腹痛，尤其适宜吃药难以配合的小儿。其法取数枚鸡蛋煮熟，去壳后趁热在腹背部来回滚遍，鸡蛋冷了之后再换热的继续滚，直到病痛消失。

起死回生话传奇

一枚小小的鸡蛋，竟然有这么多用处，但是请不要着急，这还不是最神奇的，鸡蛋的传奇在于它曾经有过让人起死回生的事迹。

北平名医张菊人，接治了一位四十多岁的女患者，这位患者苦于生孩子太多太辛苦，再一次怀孕后便自行堕胎，不料失血过多。张医生到患者家中时，只见患者面色如纸，汗出如油，正气有欲脱之势。急令家属取来鸡蛋一枚，打入冷开水中，迅速搅拌后，让患者服下。服后约 15 分钟，汗出渐渐减少，脉象也稍有神气。再令家属买来三甲复脉汤、归脾汤等，益气、填补精血而治愈。此处抢救的关键在于鸡蛋一定要充分搅拌，按照张菊人的说法是"以两手轮替各搅千遍，使其轻松易于吸收"，因此，才能以平和之品救危急。

学习了这些知识，小小的鸡蛋顿时伟大了起来。每天早饭再吃鸡蛋时，应该想到，这不只是一枚鸡蛋，而且是一枚浓缩了千年中医文化的"蛋"。

醋的历史有多久了？具体懒得考证，至少两千年是有的。古名叫酢，又叫苦酒。

山西的醋名闻遐迩，山西人爱吃醋也是天下皆知。傅青主喜欢醋，傅青主的儿子傅眉也喜欢醋，闲居嬉笑，傅山自称"大孽禅"，呼儿为"小孽禅"。

每当出去吃饭，看到桌子上的醋，我总要倒出半勺来品一口。窃以为，余味甘甜者方为醋中上品。应了老子的话，"智慧出，有大伪"，在人类智慧高度集中的今天，各种各样的醋都有，唯独真正用米酿的地道醋稀缺。

醋可用来调味，也可拿来入药。用醋调味能开胃进食，保留蔬菜中的维生素C；用醋入药，则能消肿止痛，还能活血，所谓"消肿益血于米醋，下气散寒于紫苏"。

医圣张仲景有一张方子，名叫"苦酒汤"，苦酒者，醋也。其法将鸡蛋打开一口，倒出蛋黄，留下一部分蛋清，直接向留有蛋清的半个鸡蛋壳内加入醋和半夏，再将蛋壳放在刀环上，用火加热煮几沸，药就成了。这个药不是一口气喝的，而是慢慢地品，用医圣的话叫"含咽"。它是治疗少阴咽痛的良方，这大概是最早以醋为君药的处方了。

宋代，有人发明了一道神仙粥。粥谱云："一把粳米煮成汤，七根葱须七片姜，煮熟兑入半杯醋，伤风感冒保平康。"这个粥用来治疗老年伤风感冒，据云效验如神，所以命名为"神仙粥"。在这道粥里，煮熟后才兑入的那半杯醋，是点睛之笔。若少了它的点缀，这道粥的疗效要大打折扣，恐怕难副"神仙"之名了。

醋作为药食同源之品，能治些小病，似乎不足为奇，奇的是，它还能救急症。

有一种病，古代的医生叫它"产后血晕"，症状是不能起坐，或心胸满闷，恶心呕吐，痰涌气急，心烦不安，甚则神昏口噤，不省人事。这一系列症状，古代医学认为是瘀血上冲导致的，如果出现神昏不省人事，可危及生命，古代第一急救法就是用醋熏，此处姑且称之为"熏醋醒神法"。

熏醋醒神法，需要用到炭火和醋。在古代各种急救专著中，这个方法被不断转载流传。

当遇到血晕急症，迅速取灶中炭火放于盆中，将盆置产妇面前，浇入好醋半斤，顿时会蒸汽四溢，窜入患者口鼻，从而起到醒神开窍之效。神清噤开之后，再服药调治。还有一种变通法，取来韭菜切段放在壶中，浇入热醋，盖好壶盖，将壶嘴对着产妇口鼻熏蒸。韭菜又名还魂草，醋和韭菜配合使用，醒神效果应该更佳。我国南方一些地区还保留有产后喝米醋的风俗，也是取米醋行血之效，防止瘀血冲心。

醋，还真不简单，比起山间的救命仙草们，它可谓是"大隐隐于厨房"。至于产后瘀血冲心的血晕症，到底对应现代医学的什么病，恐怕中医妇科专家们也不好讲清楚了，但这一切，并不影响醋在古代产科急救中的地位。

桑椹熟了

学校公寓楼前，有一棵桑树，它在这儿多年了。

以前住在北门那边的公寓，从来不曾注意过它。去年搬来新楼不久，见树下的那片地面被踩得一片狼藉，紫黑色的汁水沾在地上，久久不曾褪去。这才注意到这棵桑树。

昨天一场雨后，又是桑椹满地，今年仿佛熟得早了。毕竟，夏日还未到来。

儿时的记忆里，桑椹要到夏天才熟，时间大概是6月初。那是每年一度的收麦季节，学校里的老师也要回去收割，学生们自然要放假——这就是小时候每年都有的"麦假"。

家乡的桑树不多，每年都惦记着桑椹黑的日子。时候一到，伙伴们就悄悄地出发去采桑椹了。之所以要悄悄地，是怕大家都知道了，自己能吃到的就少了。总有一些反应迟钝的小孩，等意识到桑椹熟了时，桑椹早被摘完了。

桑树歪歪扭扭的姿态，恰好为身体幼小的我们提供了方便。我们可以轻易地爬上树去，将桑椹摘来直接送进嘴里，吃得口唇染成紫黑都还意兴未减。

对于桑树的长势，小时候听父亲讲过一个故事：西汉末年，刘秀避王莽追杀，逃命途中饥饿难耐，遇一桑树，吃尽桑椹及桑叶乃得活命。称帝后感当年桑树的救命之恩，刘秀欲封此树为百树之王。因时值隆冬，草木凋零，难辨当年救命之树，错封椿树为王，桑树一时气急心歪，遂致树干越长越歪。

转眼十几年过去，我习医于京，对桑的认识更加全面。从桑椹到桑叶、桑枝、桑根白皮，皆可入药。桑椹味道最佳，也最具补养之功。桑椹捣汁饮，能解酒毒；酿酒饮，能利水气消肿；久服不饥，养血明目。

知之愈多，对桑椹的喜爱也愈浓厚。而在米贵居之不易的京城，桑椹已经贵得离谱。此时常常想，如果能再给我一个完整的夏天，在家乡的田野里自由地度过，一定采来多多的桑椹，先吃个够，吃不掉的再对着《天工开物》酿成桑椹酒，一醉方休。

葱的急救妙用史话

葱不仅是日常的食材，亦是药物。以葱入药，由来已久，成书于汉代的《神农本草经》将葱载之于中品，记其效云："味辛温。主明目补中不足。其茎，可作汤，主伤寒寒热、出汗，中风面目肿。"这段记述使我们对葱的功效有了基本的认识，但对于葱丰富的急救作用，远非这段论述所能概括。

后汉时期张仲景在其《伤寒论》中，将葱入药，共有三处（《金匮要略》旋覆花汤亦用葱，但不是治疗急症），其一为白通汤，主治少阴病，下利，脉微；其二为通脉四逆汤，主治少阴病，下利清谷，里寒外热，手足厥逆，脉微欲绝，身反不恶寒，其人面色赤；其三为白通加猪胆汁汤，用于服白通汤后，利仍不止，而厥逆无脉，干呕烦者，且注明，"服汤脉暴出死，微续者生"。这三方主治的病证中，所见的脉象分别是"脉微""脉微欲绝""厥逆无脉"，病情越来越严重，如果不急救之，危在旦夕。如果服用药物后，脉搏缓缓地恢复，说明病人还有救过来的希望，如果服药后脉突然变得很急骤有力，就像现代 ICU 急救时静脉推注了一支肾上腺素一样，则提示病人的心脏功能已经完全衰竭，疾病无法挽回。

葱白内服用于通阳以救伤寒阳气将脱、寒邪暴盛，张仲景已经做了很好的示范。到了西晋时期，急救医学家葛洪著作《肘后方备急方》，其中有葱豉汤，由葱白和淡豆豉二味组成，这是治疗外感病初起的名方，为后世医家所习用，蒲辅周先生常用量为葱白三寸后下。

葱白外用，亦可治疗多种急症。

其一，治疗寒邪暴客三阴经。《急救危症简便验方》记载，治疗冷极唇青，厥逆无脉，阴囊缩者，可以用葱白二斤细切，麦麸二升，分作两份，炒至极热，用重绢包之，乘热熨脐，左右上下，周身擦之。如葱冷，又换热者熨之，须更换炒热，轮熨不已，俟大小便通利，有回阳之意方佳。此病证是寒邪侵袭于三阴经，故用葱白热熨以通阳救急。这种病证，现在很少遇到了，但在对于古代生活艰辛之人，常常起早贪黑、风餐露宿，很容易出现寒邪直中，从"厥逆无脉""阴囊缩"症状来看，已经出现休克。病势危急者，可与葱白内服之法并行，其法将葱白数根，捣碎，加酒煎煮后服用。

其二，治疗小便不通，小腹胀满欲死。在没有现代的塑胶尿管，导尿术未普及之前，尿潴留是个要命的急症。用连须葱白一斤，捣烂炒热，加些麝香，分成两份，以布包之，轮流热熨下腹部。另一种用法，是用葱一大握，皮硝一合（约1斤）一起捣烂，摊在青布上贴脐，用热瓦熨之。如果这些外用的方法仍不能奏效该怎么办？这就不得不提到著名的"葱管导尿"了，唐代药王孙思邈使用此法急救尿潴留患者，至今传为美谈。这种急救法则是取葱管中空而软的物理特性。《备急千金要方·膀胱腑》中记载："津液不通，以葱叶除尖头，纳阴茎孔中深三寸，微用口吹之，胞胀，津液大通即愈。"

但葱管质软，粗细不匀，成功率到底能有多高，值得存疑。明朝已经改用鹅翎管导尿，此物质地较硬，施术时应该很痛苦，但比起葱管，成功率应该高出许多。

其三，治疗跌打损伤疼痛。葱白炒热外敷以止跌打损伤疼痛不止，更是被各急救书籍广泛转载。明代薛己更将此法直接称作"神效葱熨法"：用葱白细切，杵烂炒热，敷患处，如冷易之，肿痛即止，其效如神。除了治疗跌打损伤这种剧痛，还可用于治疗一些小痛，如鸡眼疼痛，用葱剖开，将有汁沫边，贴鸡眼上包住，贴数次即消。

葱的汁和涎亦可外用救急。清朝的温病大家王孟英曾治疗一位年逾古稀的半身不遂患者，这个患者除了肢体不遂之外，还丧失了痛觉，属于麻木不仁的状态。王孟英处以化痰通络之品，服用后经络稍通，腿即知痛，而且疼痛剧烈到难以忍受。王孟英令家属给患者局部涂葱蜜以吸其热邪，痛渐止。此处的葱蜜大概就是葱涎，我们俗称"葱鼻涕"。另一种可能，王孟英所用葱蜜为葱汁和蜂蜜调和之物，在明朝太医龚廷贤的《寿世保元》有"葱蜜膏"治疗无名肿毒疼痛，由葱、蜜、胆汁三物组成。

葱汁滴鼻尚可治疗鼻出血，也算是一种急救之法，其法"取葱白一握捣汁，入酒少许，滴两三滴与鼻内，即觉血从脑散而止。"（《急救危症简便验方·救上下各种失血不止危急诸方》）葱涎外用还有一个医疗作用，虽与急救没有直接关系，但也算是非常有趣的。古代在用艾炷施灸法时，要将艾炷粘附在穴位之上，有的人用唾液，而更卫生方便的是用葱涎。现代则会用凡士林。

葱每日出入厨房，竟有如此多的功效。作为药物的葱，其知音

当属清代的太医了。太医们集体著作的《药性通考》，特意收录了
"葱"，而且将陈士铎中对于葱的精彩论述进行了完整摘录，录之以
为本篇之结尾。

葱，味辛，气温，升也，阳也，无毒。入足阳明胃经及手太阴
肺脏。疏通关节，祛逐肝邪，理霍乱转筋，治伤寒头痛，杀鱼肉之
毒，通大小肠，散面目浮肿，止心腹急痛，去喉痹，愈金疮折伤血
出、疼痛，捣烂、炒热包之立效。安娠妊，塞衄血，除脚气、奔豚
之邪，疗蛇伤、蚯蚓之毒，功专发散，食多神昏。病属阴虚尤勿沾
口。可为佐使而亦可为君臣。大约为佐使者内治也，为君臣者外治
也。外治宜多，内治宜少。葱有益而亦有损。益者通气而散邪。损
者昏目而夺神。葱善通脉，仲景夫子所以制通脉汤也，盖葱中空而
善通气，气通即脉通也。温其里之寒，解其表之热，故脉之不通者
即通。

生姜妙用可应急

生姜是中国厨房必备之品，在中药古籍中，也将之归为"菜部"。这个蔬菜有很多医疗功效，巧妙用之可以应急解危难。

生姜在《伤寒论》出现了 39 次，《金匮要略》51 次，在张仲景著作中的出现频率仅次于甘草。《神农本草经》载其"除臭气，通神明"，初不解何谓通神明，以为不过是迷信的说法。后来乘坐公交车往来医院实习，经常晕车，古称"车舟注"，中医认为是水湿浊邪内蕴，在舟车劳顿之际上犯使然。生姜是温散水饮良品，何不试一试呢？于是随身携带生姜，含一片在口中，胃肠因之而蠕动，呕恶之感竟除，头脑也变得清醒了，由此乃悟，《神农本草经》所说的功效诚不欺也。

初识了生姜的神效，往后更加留意用之。某年暑天，外界气温已超 35℃。与一朋友微信聊天谈及暑热难耐，其竟言自己极冷，再询问之，原来因为天太热，食冰糕后又进冷饮，入夜即觉恶寒发热，无丝毫食欲，强食之则欲呕吐，已经 24 小时没有吃东西了，只饮少量温水，卧床静待转机，头昏沉直立则欲仆倒。

我知其素来舌象紫暗，是阳虚之体，此番因贪凉饮冷，寒饮阻遏脾阳，不能外达，所以周身恶寒不能汗解。饮停于胃内，故无食欲，常有呕恶之感，清阳不能上升，故头昏沉欲仆。此时，只需温散水饮即可，药如麻黄、苏叶、香薷都可以，但这位朋友向来厌恶服用中药，此时又值一人在家，已头晕不能平稳行走，自然不能外出买药，即使用中药治疗，也只有就地取材了。

于是我告诉他，如果想迅速好起来，就得听从我的安排，我有办法可以治之，不用服药而能迅速好起来。嘱咐其到厨房找来生姜，切三十片，每片如一元硬币那样大小厚薄，再入葱白四段，西瓜皮手掌大，切碎，红糖少许。此处，生姜最为关键，取其温散寒饮。生姜味辛可散邪，但这位朋友感受寒邪颇盛，恐怕仅生姜一味不能达到很好的发汗散寒的作用，所以配上了葱白——这个最善于通阳取汗的食材。加西瓜皮是取其甘淡，可以渗水湿下行。加红糖则纯粹是为了调味便其服用了。

这位朋友按照我的嘱咐，很快就把食材备好了，入锅中加水煮沸20分钟。煮好一口气喝完，顿觉胸腹畅快，周身暖洋洋的，舒服极了。到这里，医疗只进行了一半，吃药后之调护至关重要。此时应避免受风寒，所以让之卧床盖被取汗。睡眠后阳入于阴，阴阳调和，最利于外感病人恢复了。我料到生姜温散水饮之后，食欲会迅速恢复，此时不宜暴饮暴食，而应食粥以养胃。

大约过了两个小时，他睡醒了，告诉我喝完生姜汤后通透极了，睡下出了一身汗，现在已经没有明显的不适症状了。晚餐遵医嘱喝粥，第二天已可照常上班了。

以上两件小事，只是我使用生姜的小小经历，但生姜的功效并不止于此。《备急千金要方》说生姜为"呕家之圣药"，用之治急性呕吐是最好不过了。一日，蒲辅周先生门诊，一位候诊的患者呕吐清水难忍，蒲老见状即令助手取生姜一片，给患者含在口中，呕吐即止。该患者一直到诊毕处方取药，都未再出现过呕吐。

生姜治疗"车舟注"也好，散寒治感冒也好，止呕吐也罢，似乎都不足以体现起死回生的妙用。那么以下就来介绍个急救的病案。

清朝年间，山西介休的王堉，治疗其同乡文泉先生，因为疏怀抑郁，复饮酒进食不节，猝然于晚饭后腹剧痛，随即呕吐大作，家人急请王堉诊治。待王堉急忙乘马车赶到时，病人已经吐了满地，而且犹有张口欲大吐之势，头面汗出如油，面色发青。王堉急诊其脉，已经六脉剧伏，几乎摸不到了。急忙令家属捣生姜汁半碗灌下。大约过了十分钟，呕吐渐止，惟觉得胸闷烦乱，转侧难安。此时急症状态已缓解，遂予以理气化湿中药善后处理。

这位患者若不用这半碗生姜汁止呕吐通神明，在没有补液技术的清代，可能来不及服用熬好的汤药就命殒了。

用生姜救急，在历代医案中比比皆是。所以李时珍对生姜做了很高的评价："可疏可和，可果可药，其利博矣。凡早行山行，宜含一块，不犯雾露清湿之气，及山岚不正之邪……凡中风、中暑、中毒、中恶、干霍乱、一切卒暴之病，用生姜与通便服，立可解乱"。

但各位读者谨记，生姜通神明最宜于寒痰水饮之所致者；若欲取效于顷刻，用生姜捣汁力量更大；若口噤不能灌入，可从鼻腔缓缓滴灌。

祛散寒湿的羊肉米线

秋风瑟瑟，草木渐黄，北京似乎要跑步进入冬季了。我坐在室内还要披一个毯子，才能抵御寒气。这时候，好想吃一碗热气腾腾的羊肉米线暖暖身子，可惜从手机地图里搜索了半天也是徒劳。只能翻出记忆里的滋味，遥作望梅之思。

对于羊肉米线的回忆，缘于暑期的云南义诊之行。这次去云南，是机缘巧合。ICU当时来了一批新的住院医师，其中有一位特别爱学习中医。她要组织一次大学生社会实践，想请我一同前往担任指导老师，实践活动地是云南镇雄。云南地处西南边陲，多山多水，民族亦多，传说中的山岚瘴气也多，我早就想前往，见识下祖国的大好河山了。

出发那天，北京闷热难耐，庆幸的是飞机没有晚点，17点40分准时降落毕节飞雄机场。镇雄虽属云南，离得最近的机场却在贵州毕节。飞雄机场就建在山上，这儿刚下过雨，远山如青黛染过一样。由毕节到镇雄县的高速公路，去年刚刚开通。因山势险峻，高速路在建设时，采用了高架桥和隧道结合的方式。汽车飞驰其上，似乎在天际穿行。云渐渐有了变化，天色开始斑驳，在云的缝隙里露出了一线蓝天和几束夕阳的余晖。远山上的水雾，在夕阳的映射下，更加迷离奇幻。高速路下的山坡时而陡峭、时而平缓。在平缓的地带，都依山势而坐落着各色的民居，这便是西南山区的风貌。

傍晚七点，抵达镇雄县城，晚餐过后便早早睡去。第二天早晨七点醒来，走近窗户，只见刚下过小雨的地面湿漉漉的。向远处看去，山上云气缭绕，仿佛回到了儿时故乡的深秋。因为要开始义诊，我特意换上了长裤，此刻站在门口竟然有一丝丝寒意，这是我无论如何也不会想到的。在我大脑的认知里，云南地处热带，北京地处温带，在三伏天里，热带总是要更热的。

义诊的患者已经排了长长的队伍。我匆匆将胃全部填满，便开始看病。上午的诊务直到十二点四十才结束。一上午看病有一重大发现，三十多个就诊者中，有二十几位都是淡舌。淡舌需要补气、温阳，我开的方子也以温药为主。我开始意识到地域对人体的影响。昨晚吃饭期间，一位医生谈到，给一位患者只用了六克大黄，竟然一日泻了二十多次。我平时用大黄都是十五克起步，几乎没有狂泻者，大多是吃完无动静。听了这位医生的经历，我第一反应是药材质量太好了。而此刻，经过一上午的诊治，我懂了其中原委——当地人湿寒太重。

我继续就这一现象观察，连续五天，所诊的数百位患者都有湿寒之象。这五天的气候也都是潮湿而微冷，丝毫没有夏天的感觉。云南有吴佩衡，因善用附子而被医界称为"吴火神"，云南还有戴丽三，也是善用大剂温药。云南当地人还有用附子炖肉吃的习俗，此时附子是和土豆一样的身份。这些现象，如果没有亲履此地，很难参透。寒湿的气候，不止造就了当地名医的独特用药习惯，连饮食上也打上了"温散寒湿"的烙印。若论驱散寒湿的美食，我觉得最具代表性的首推当地的羊肉米线了。

从来到镇雄县那天起，就听说羊肉米线是本地的特色，当地人有从早到晚都以之为食的。第三天早上，我们终于得以品尝。这家店叫"32号羊肉米线"，去的时候人已经坐得满满当当，卖米线的三个人忙得不可开交。等了足足半个小时，我们的米线才陆续上齐。我选的是最正宗的吃法，即店里怎么做我便怎么吃，所有配料一概不做增减。这样一份中碗加肉的米线，里面主要原料有米线约三两，带皮薄羊肉片约一两半，其他是羊汤、辣椒油及各种调味品，最有深意的是出锅时，加入的那一撮薄荷。一般出锅前加的那一撮青菜是一道菜的点睛之笔，没有它就失去了灵魂。从中药的理论阐述这点睛的一笔最为精当：因为后下，所以色青而鲜，未经煮沸，气味最全。在我国的南北各地，充当这一角色最多的是香菜，其次是香葱，其他因地域差异，偶有用紫苏或藿香。羊肉与米线结合，本就稀奇了，而在其中再加入薄荷，令人匪夷所思。

在吸入第一口米线时，辣味直接吸入了气道，令我呛咳不已。我开始变得谨慎，用勺子把漂浮的辣椒和油推到一边，右手的筷子把米线放入左手已舀好羊汤的勺中，缓缓送入口中。我便这样小心翼翼地品尝着这道美食。佐餐的还有干炸的辣椒和生腌的萝卜丁，于我来说，羊肉米线的原味已足够消受，佐餐的小菜完全不必要。辣椒是刺激性的调味品，对于人体有非常多的不良影响，善于摄生者对它都是敬而远之。而此刻在这西南群山之中，不借辣椒，何以抵御寒湿邪气？一地有一地之饮食风俗，风俗的形成经历了数代人的摸索，入乡随俗即是最佳的养生方式。

我尝了一片放在碟中的薄荷，难吃极了，远不同于薄荷油的清凉。但再尝经羊汤米线浸泡过的薄荷，则产生了一种异香。我突然明白了，辣椒正因得到这一撮薄荷的辛凉点缀，使其大热燥烈之性得到制衡。看似不经意之笔，实则暗含了四气五味的配伍调和之法。

　　次日清晨，我们再次前往品尝羊肉米线。我们想让这米线的独特风味，永久地留在味蕾之上，给此次的云南之行留下难以泯灭的印记。

对镜观舌苔，及时调饮食

孟子曾说："食色，性也"。"食色"是先天的本能，与每个人的生活息息相关。饮食更是如此，我们每个人每天要吃三顿饭或者更多，每顿饭又吃着不同的食物，所以饮食与健康密切相关。那么，如何正确饮食，以及时纠正机体偏差，使身体受益呢？这里，我教大家一个简单而有效的办法——看舌苔吃饭。

在生活中细心的人会发现，每个人的舌头上都有一层薄薄的物质覆盖着，这层物质叫作"舌苔"。如果有兴趣与周围的亲朋好友对比一下，你会惊奇地发现，每个人的舌苔不尽相同。就像每个人有其不同的长相和其特异的性格，舌苔也因体质的不同而存在着差异。

中医学认为，舌苔是胃气的反映，胃的"喜怒哀乐"都会在舌苔上及时地反映出来。古人有"仰观天象"以把握时势变迁，因时而动，我们现在就来学学"对镜观舌苔"，因苔之变化而调整饮食。

观察舌苔主要观察三个方面，一是舌苔的厚与薄，二是舌苔颜色的黄与白，三是舌苔表面的润与燥。舌苔的厚薄主要反映消化道是否有积滞，舌苔的黄白可以反映体内是否有热，舌苔的润燥则提示消化道内是否存在缺水或水湿停留。正常的舌象是舌头质地淡红，舌苔薄白，润而不湿。具备了以上基础的知识，我们就可以看舌苔吃饭了。

如果饭前对着镜子一看，发现舌苔是厚厚的一层，这就说明您的消化道有积滞了。也许您会疑问：我的食欲很旺盛，食量也不小，大便也能保证每天都有，怎么会有积滞呢？因为消化道是一个"漫长而又曲折"的通道，最易藏污纳垢，甚至藏匿地使机体无法察觉。出现积滞之后，应该帮忙疏通一下，饮食也应选择有疏通作用的食物。先从主食说起，中国人的主食是米饭和面食。稻米在五行中属金，具有清凉滋润的作用，古时治疗泻痢而又不能进食时，会用到陈廪米（即储存时间较久的白米），以提供营养而又不助湿敛邪；小麦在五行属木，性温热而黏腻，张仲景用桂枝汤治疗外感时明确禁忌吃面。相比之下，消化道有积滞时，选米饭为主食更适合一些。不过选择合适的主食只是减少了积滞的来源，对于疏导积滞有明显作用的还是富含纤维的蔬菜，所谓"蔬者，疏也"。这时绿色的叶类蔬菜都可以选择，如莜麦菜、菠菜、油菜、芹菜等。

这样的一顿饭吃下来，会有心旷神怡的感觉，尤其长年口中黏腻不爽，胸膈胃脘胀满不适的人体会更深刻。有兴趣者可以吃过饭后再对着镜子看看舌苔，前后一对比，就知道这个方法灵不灵验了。

再补充一点，若舌苔是厚而且黄，以上方法仍适合，若舌苔白厚而水分很多，甚至伸出舌头水要滴下来，可以在饭后吃点烤得焦黄的馒头片，这是取其焦香之味，以使沉睡的脾胃醒来，好好消化食物，运走水湿。

如果舌苔很薄，不能很好地覆盖舌面，这是脾胃弱，营养缺乏的表现。此时需要选择一些有滋养效果的食物了。主食可以根据自己的喜好选择米饭和面食，重要的是菜肴的选择。上文的苔厚是有积滞，需要疏导，现在的苔薄正好相反，恰恰要用一些传统认为"滋腻"的食物，如各种肉类、猪皮以及色白而黏，汁水丰富的蔬菜，如山药、土豆、藕片、竹笋等。受现代营养学的影响，普遍认为猪皮含胆固醇多，于身体不利，殊不知这是因人而异的，不可谈猪皮而色变。在张仲景的《伤寒杂病论》中有一张叫猪肤汤的方子，由猪皮和白米粉组成，有利咽除烦、滋阴止泻的功效。

这样一顿饭吃完之后，您若有兴趣看舌苔，可能会小有失望，发现舌苔几乎没有变化。这并不是方法不灵，而是使用时间不够。要知道，在中医学中，补虚以生苔，不是一日之功。

舌苔颜色的黄与白已经穿插地讲过，没有专门论述的必要了。如果舌苔黄而且口苦小便黄，可以选择性凉味苦的食物以泻火，如苦瓜、莴笋、豆腐等。

至于舌苔的润燥则要非常注意了，它直接反映了体内水分的盈虚。

舌苔干燥者，可以在食谱中加入粥类，以补养脾胃阴液。不必苛求于何种粥，但以白米银耳粥效佳。酸梅汤生津效果也很好，深得中药配伍中的"酸甘化阴"之精髓。

若舌苔水分很多，伸舌欲滴，一般代表胃内有停水。消化器官的分工是很明确的，水在胃内几乎不吸收，只有经过幽门进入肠道才会被吸收入血。这时主食可以选择馒头，菜肴可以选择炒得焦香油水少的，如干煸豆角、干煸肉片、烤肉串，在此基础上可适当配合有利水作用的蔬菜，如冬瓜、白菜、丝瓜、西葫芦等。一定注意饮食过程中及饮食前后不可贪饮粥汤。

　　说到这里，顺便谈一点传统饮食习惯中的"溜缝"（即餐后再饮汤或粥，以填补胃中罅隙）。这个习俗，曾有人借现代消化知识予以驳斥，不过生活经验告诉我们，饭后稍饮粥、汤，可以促进胃内存积气体的排出（我们在进食时会吞入空气，有的因消化不良会有发酵产气），以使胃更好地工作。但稍和胃气即可，不能过量。如果已经明确诊断了胃病，无论溃疡或者胃炎或者胃下垂，都以少饮水为好。

辟谷断食与治疗营养过剩

古代限于生产力水平，很少有营养过剩，只有个别贵族衣食无忧，极尽奢华，才会出现《黄帝内经》所说的"高粱之变，足生大丁"。但在生产力高度发展的今天，又是另一个局面。经历了近代的战乱饥馑和建国初的自然灾害，又经历了中国经济的飞速发展，人们的生活有了极大的改善，物质文明昌盛，而应该与之相伴的精神文明建设却显得有些落后，人们的健康观念和饮食观念仍然保留着饥馑年代的色彩。

《神农本草经》或者是出于道家的修炼，或者是出于生命的维持，有很多药物功效中记载有"令人不饥"，与今天的追求降糖降脂降压完全不同了。

但是这些药物在治疗营养过剩中应该还有挖掘价值的。

今天中医界对糖尿病的通用诊断名称是"消渴"，这个病名已经包含了该病的主要症状——消瘦、口渴。显然，这与今天的糖尿病不太相似。今天的糖尿病很多由于营养过剩导致，除了用药治疗外，食量的控制也是糖尿病治疗中非常重要的部分。

在治疗消渴病的用药方面，历来医家除了辨证选药之外，也常用一些特效药物——即有明确的治疗"消渴"功效的药物。现代医家为了提升糖尿病的临床疗效，对于那些本草医籍明确记载能治"消渴"的药物已经发掘无遗了。但在糖尿病患者的饮食控制方面，医生除了宣教指导外，并没有其他更有效的措施，饮食控制能否做到位，完全取决于患者的意志力。

因为糖尿病有诸多严重的并发症，所以医生和患者都会很积极的治疗，这些年来，糖尿病从生理病理知识到生活方式的指导、食物的选择，各方面的科普已经做得非常好了。而另外一些营养过剩导致的疾病却没有引起像糖尿病一样的高度重视，如高脂血症、高尿酸血症、肥胖等，这些疾病在治疗中，同样需要控制饮食。医学是为健康保驾护航的，在营养过剩的治疗中，我们是否可以用一些办法帮助患者进行饮食控制，使得疗效不仅仅取决于患者的意志力呢？

"辟谷"是道家的修炼名词，是通过特殊修炼辅以特殊药饵，逐渐控制食欲，减少食量，以达到轻身延年的目的。《道教服食技术研究》说："辟谷的主旨是慎食、少食，并非不食，辟谷术往往伴随着服气、服药、服符、服食等。"此说可参，特殊修炼并非人人可为，而特殊药饵只要具备原料与流程就可以配制了。

以下对古代医籍中记载的可以控制食欲的方药进行研究。

《神农本草经》记载的可以使人不饥饿或者耐饥饿的药物总共有 31 种（据孙星衍、孙冯翼辑录版的《神农本草经》统计，五色石脂算作一个），分别为玉泉、禹余粮、太一余粮、五色石脂、术、麦门冬、薯蓣、泽泻、芡实、旋华、青蘘、柏实、茯苓、榆皮、蕤核、熊脂、雁肪、石蜜、蜜蜡、龟甲、蕅实茎、葡萄、鸡头食、苋实、瓜子、凝水石、长石、假苏、薤白、白蒿、滑石。

这些药物主要集中在上品，其中石类居多，是否通过取象比类归纳的功效难以考证，不过是可以通过现代药理研究来去伪存真的。

到了唐代，孙思邈的《千金翼方·卷第十三·辟谷》专门论述了辟谷方，分为茯苓类方和松脂类方，此二味是无毒之品。孙氏最反对服石，但不反对服食药饵，这两个药物应该是孙氏结合实践对古书记载筛选的结果。但孙思邈在《备急千金要方》和《千金翼方》中收载的消渴方，都注重于止渴，并没有联系到辟谷。这是因为当时的消渴病与营养过剩关系不大，而今天的糖尿病则不同。今天因营养过剩导致的包含糖尿病在内的疾病，则要靠现代的医家来解决了。

《马王堆古医书考证》有《却谷食气方》，这是目前能看到的最早的论述辟谷的医学资料，但记载"却谷食气方"的竹简已经残破不堪，有的字已缺失或难以辨认，而且此辟谷方还要配合气功，非一般人可为，故略而不言。《敦煌医药全书》收录的道家残简中有《绝谷仙方》和《残辟谷方》，虽然难以恢复全貌，但前者方中有茯苓、胡麻二味无毒之品，后者有车前、泽泻、远志等无毒之品。敦煌残简中的佛家典籍部分有《佛家辟谷方》四首，内容完整。一方名为"涌泉方"，"此药济急饥虚渴法"，方中有油麻、杏仁、盐花、宣腊，方后服用法详述了如何逐渐断谷，如何逐渐恢复饮食。尚有吃草方，即服药后可以草木为食。《佛说停厨经》附有休粮方，方中多有毒之品，故不采。

明代的《救荒本草》很值得参考挖掘，但因为是救荒用，只要无毒就可以了，对于是否有确切的抑制食欲的作用未作详细记录。历代的食疗本草也有参考价值，如唐孟诜的《食疗本草》、元忽思慧的《饮膳正要》等。

《救荒本草》与《饮膳正要》皆记载了回回豆，忽思慧记载："回回豆子：味甘，无毒，主消渴。勿与盐煮食之。出在回回地面，苗似豆，今田野中处处有之。"据我所知，回回豆有很好的抑制食欲作用，可以降脂，已有医家用于临床来治疗营养过剩疾病，收效甚佳，并且此物来源充足，可以推广使用。

近年出版面世的《廖厚泽经方临证传心录》亦论及辟谷之法，内容完备，故摘录如下："大枣可止欲缓脾，有辟谷之能。古有辟谷丹，方见《镜花缘》。古道士行脚者，若路途落坑堑中，可服之以待救。此丹可暂时终止食欲，是谓辟谷；非谓不吃饭而练功，因宗教之用意在无私以助人，非求异也。辟谷丹方：胡麻仁、大枣。因脾主思，为仓廪之官。若有药可扣住脾之气脉，则可暂止食欲，保护内脏，令消耗肌肉而不消耗内脏，辟谷之后开谷时，应先饮青菜水，令内在本能慢慢恢复。"

我国地域辽阔，民族众多，宗教信仰也很自由，宗教中有辟谷或断食习俗的有佛教、道教、清真教。在断食斋戒的过程中，或多或少都有一些食物药物以辅助斋戒、断食，从而不使得身体受到损害。通过对这些宗教典籍的细细挖掘开发，一定会有不少重大发现的。

随园用酒法

烹饪用酒，本是偶尔为之，在《随园食单》里竟成了一大特色。《须知单·作料须知》云：“酒用酒酿，应去糟粕”“酒有酸甜之异”已对酒的选用做了要求。《须知单·调剂须知》又云：“有酒水兼用者，有专用酒不用水者，有专用水不用酒者”，由此一句可知，在随园的厨房里，“酒”和“水”在食物的烹调中已有了平分秋色之势。

《江鲜单》中6种菜品皆有用酒之法，酒的使用率为100%，位列第一；《羽族单》47品，用酒者27品，酒的使用率为57%，位列第二；《特牲单》43品，用酒者20品，酒的使用率为47%，位列第三。若以酒在烹饪中的用量大小而论，当推《特牲单》量最大。以下就《特牲单》中酒的使用情况略作解析。

1. 用酒煮

猪肺的一种做法，先沥尽血水剔去包衣，用酒水滚一日一夜，待肺缩小如一片白芙蓉浮在汤面，加入佐料即成。经过一日一夜的大火滚煮，酒的气味早已荡然无存了。这种做法，大概是用酒来去除肺脏的特殊气味。做出来的效果，肺缩小如一片白芙蓉，由这一点判断，所用的酒当是无色的白酒。

2. 用酒煨

红煨肉三法：一法用秋油，一法用甜酱，一法用酒。第三种方法，一斤肉加盐三钱，纯酒煨之，煨至水气全无。做出来的效果是"红如琥珀"，由此推断，所用酒为有色的黄酒。煨熟之后，按理酒精会全部挥发，但用秋油、用甜酱、用酒所煨出的味道当是决然不同的。现在有"可乐鸡翅"，和这道红煨肉是一个做法，最终色泽可能偏深一些。

3. 用酒蒸

干锅蒸肉，将肉切成方块，加甜酒、秋油以盖满肉面为度，封口，放入锅中干蒸两炷香（约2小时）的时间。甜酒属于黄酒的一种，深褐色，密封干蒸，酒之气、酒之色、酒之味犹存，酒之香与肉之香化合，酒之色与肉之色相染，酒之味与肉之味相融，别是一番滋味。

4. 用酒郁

油灼肉之做法，先将肉切成方块，用酒酱郁过。"郁"即浸渍使深入内部之义。郁过之后，将肉入滚油中煎炸。骤然高温，外表迅速焦化，内郁之酒气不会散出，只会郁得更深。"滚油炮炙"之法，本就可以"使肥者不腻"，而每一块肉咬开时散出的酒香，更是锦上添花。回锅肉的做法，可从此借鉴进行改良。

5. 用酒浇

芙蓉肉，制作工序复杂，后续的一道程序是将煮好的肉放在铜漏勺内，用滚热的菜油一勺勺浇过。最后用秋油半酒杯、酒一杯、鸡汤一茶杯，熬滚，浇肉片上。这道菜的用酒，与"用酒郁"有表里之别，最终的效果是酒香散溢于外。

6. 酒水同煨

南方人对猪肚的一种做法，是猪肚加入白水和酒，煨两炷香（约2小时）的功夫，以极烂为度，蘸清盐食之。猪肚有养胃之效，但气味不佳，很多人不能接受。水酒混合细火煨之，可以娇味，而酒气也会随着加热而散失，使不胜酒力者也能享用。

7. 先用水，后用酒

猪蹄的一种做法，先用白水煮烂，去汤，加入好酒一斤、清酱酒半杯，陈皮一钱，红枣四五个，煨烂。起锅的时候，用葱、椒、酒泼入，去陈皮、红枣。制作过程中，两次使用到酒。为何先用水煮烂，再用酒煮呢？揣测其义，应该是为了保留酒的气味，起锅时尤担心酒气不够充足，难掩蹄髈之腥臊之气，故又以葱、椒、酒泼入，使酒气浓郁。

8. 先用酒，再用水

猪头的一种做法，是将七八斤的猪头加五斤甜酒、三十根葱、三钱八角煮二百余滚，再加入秋油一大杯、糖一两，煮熟后酌加开水至没过猪头，文火细煨，收干以腻为度。甜酒能除猪头的油腻和腥味，文火细煨至"收干以腻为度"，则又能起到着色的作用。至于后续加入水，当是因为汤不能没过猪头，不能使上半部分入味，若再加入甜酒，酒气与甜味过重，会影响整道菜的口味，故选择加水。《特牲单》中对酒的使用，大体不出以上八种，而《随园食单》对酒的使用，还有更多的讲究，有待进一步挖掘。做菜是一门技术，需要在实践中出真知。然而古语云："术无道不久"，以上零散叙述，于纸上谈兵之外，或真能指点以后做菜之技艺亦未可知。

外治奇法

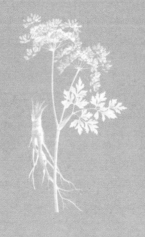

经穴急救话人中

鼻头和上唇之间有一道浅浅的沟，被称作了"水沟"。如果把水沟分作三等分，从上到下依次为天、人、地三部，在天人交接的地方有一个穴位，即我们要谈到的人中穴。人中穴最初被命名为水沟穴，见载于《针灸甲乙经》，到了葛洪的《肘后备急方》，才用了"人中"这一名字。

人中穴用于急症的救治，也从葛洪的《肘后备急方》开始。葛洪在书中 6 次提到了人中穴，分别用于卒死、尸厥、客忤、鬼击、中邪鬼、脾风的急救。除了卒死采取指甲掐穴之外，余皆用灸法。人中治疗神昏闭证，由此而流传开来。据《针灸医经选》的老师讲，温病大家赵绍琴先生，在给他们那届新生讲温病课时，最后一句话是："教给你们一个绝招，温病神昏掐人中。"

掐人中救治神昏，在民间的普及率很高，已经成了生活常识。至少我在学习中医之前很多年，就已经知道了这个急救方法。回想我第一次使用人中穴，已经是 6 年前的事情了。那是大学一年级的某天，正在食堂吃晚饭，突然靠楼梯的桌子那里围了一群人，大家都在往地上看，我的第一反应是有人倒下了。

初生牛犊不怕虎，在医学生使命感的催促下，我也挤了进去。只见一个男生倒在地上，不断地抽搐，口中还往外吐着刚才喝进去的饮料。恰好同班的程同学正在处理，我便壮着胆凑了过去。我摸了摸脉，感觉双脉有力，而且有节律地跳动，第一反应是这个人不会马上有生命危险。（当时的医学知识，只能判断到此了，现在回忆指下的感觉，脉象当是弦紧有力而略数）于是，我选择了掐人中穴，大概掐了3秒钟，他骤然停止了抽搐，开始深匀的呼吸，像熟睡了一样安详。我们扶他起来坐在凳子上，很快睁开了眼睛，一擦脸继续喝他的饮料，仿佛做了个梦。

"神昏掐人中"看似简单，但其中也有操作要领需要注意。掐人中穴急救时，是真正要用指甲去掐的，而非我们惯用的指腹点按穴位法。用力的方向也要注意，不是垂直于皮肤施力，而是掐紧之后，斜向上用力，顶向鼻中隔。

掌握了操作要领，我们再来谈谈适应证。掐人中是否适用于所有神昏呢？不是的，它只适用于中医学认为的闭证神昏。神昏分为闭证和脱证，治法截然相反，闭证要开，脱证要固。最简单实用，人人可学的判断方法是观察双手、口齿、面色。闭证的神昏，多双手握拳，牙关紧闭，面色红；脱证的神昏，多双手撒开，口开，面少血色。闭证神昏，是由于气血突然壅塞，蒙蔽清窍而形成，而掐人中可以交通阴阳，开气血之闭塞。

前段时间，网上流传了这样一则故事：

上班早高峰时，有一男子晕倒在了地铁站，众人见状围上前去，有的捋四肢，有的摩胸腹，还有一个掐了人中穴，可晕倒的男子仍然没有反应。正在众人技穷时，走来一年轻女子，她简单地查看了晕倒的男子，然后熟练地做了一组心肺复苏，男子很快醒来。

为何这个故事里，掐了人中无效，用心肺复苏后却醒了过来呢？从现代医学角度来讲，这位晕倒者已经不是神昏，而是猝死了。针灸学里，用针或灸作用于穴位来治病，是通过调神实现的，神不使者则不治。猝死者已经无神了，掐人中当然不会奏效。判断神昏和猝死，当看其是否还有呼吸和循环迹象。如果大动脉已经触及不到搏动，呼吸已停止，应立即拨打急救电话，并就地心肺复苏了。（按："猝死"真正含义为抢救后无效死亡者，此处仍遵俗用其"心跳骤停"之义）

奇法止衄

衄，中医常用的疾病名词，《说文解字》云："鼻出血也"。鼻出血，是日常生活中经常会遇到的。轻者出血少量即自止，稍重一些的，需要经过一些简单处理才能止血，比如习用的冷水拍打额头、高举对侧胳膊等。更重一些的，有塞左鼻孔血从右出，塞右鼻孔血从左出，塞双鼻孔血从口出者，恐怕这些方法难以奏效，若继续流血不止，则会失血亡阳。

西药止鼻血，有向鼻腔内喷麻黄素或肾上腺素的，若此法无效，恐怕还需要外科压迫止血。所以，流鼻血虽是人人习以为常，却不见得是件小事。

在此介绍一个简便方法。这个办法经过多次验证，可谓屡试不爽！其法即以橡皮筋扎中指指节，左鼻孔出血扎右侧，右鼻孔出血扎左侧，两鼻孔出血扎双侧，对于鼻血不止者，往往能止血于顷刻间。

今年 2 月份在肾病科时，曾遇见一位同学鼻衄不止，用此法而效。当时午饭时分，我吃过饭回到医生办公室，只见一同学在水池旁不停地用冷水怕打额头，同时鲜红的鼻血滴滴答答地流个不停。

周围有不少同学献计献策献纸巾，不过纸巾用了几包，鼻血仍未见有止的迹象，据说已经流了有十分钟。已经一点，到了出诊的时间，该同学还要带着墨盒和打印纸去随导师门诊。情急之下，鼻血流的更肆无忌惮了。

见此情景，我脑子里第一个闪过的念头是用针刺天府、合谷或者上星止血。早在《黄帝内经》就已有论述："暴然内逆，肝肺相搏，血溢于鼻，取天府"。《百症赋》也明确记载"鼻中衄血，天府合谷直追"。至于上星，则是贾海忠大夫在其《贾海忠中医体悟·父子亲传实录》一书中高度赞赏的止鼻衄特效穴。然而，是否能应针止血，我实在对自己的针法没有信心。情急之下，想起了皮筋扎指止血法。遂向长发女生借来皮筋，立即扎双侧中指。大约过了一分钟，当该同学清理干净鼻腔内残血后，鼻子也不再出血了，其带了纸墨匆匆赶往导师诊室。临行时告之，扎十分钟后将皮筋去掉，如仍出血再扎，以免长时间压迫指头缺血。

近来研究中医急诊历史，时常查阅古书，至清朝胡其重之《急救危症简便验方·续集上卷·救上下危急诸方》时，赫然记载着："治鼻血不止，扎指法：用线紧扎中指中节，如左鼻孔出血，扎右手指中节；如右鼻孔出血，扎左中指中节；两鼻并出，左右俱扎之。"胡其重之书，刊于清康熙癸丑年间，公元为 1673 年，距今已 340 多年。有感于扎指止血法的源远流长，乃回忆往事，连缀成文。我相信这个办法能给广大读者一些帮助，至若用此法后仍出血不止，则以速速就医为上策了。

九岁那年，我读小学二年级。周六的早上，我们几个刚学会骑自行车的小伙伴，又急急忙忙出门去练车。我们个头矮小，只能半跨在有大杠的红旗牌自行车上，即使这样，也不能阻挡我们飞驰在新修平的路面上。

为了享受飞驰的快感，我们特意选了段下坡路。不料，刚刚进入状态，不幸的事情发生了。一个急转弯，人仰车翻，我重重摔在了地上，坐在车后的伙伴连同车子压在了我的左腿上。我勉强挣扎着还能爬起来，只是觉得腿有点疼。一瘸一拐走回了家，以为休息一会就好。谁知越休息越疼，腿明显肿了起来。父母先是挖来好多商陆，煮了水给我外洗，每天洗两次，连续洗了几天，丝毫没有消肿的迹象。

每当技穷时，大家都会念叨起我的老爷爷（曾祖父）。老爷爷早年放羊，羊常因走山路而跌错筋骨，他不忍看羊痛苦，便试着给它们揉揉，慢慢地竟然练出了理筋接骨的手法。渐渐地由兽及人，治好了很多大人小儿的筋骨伤。我七岁时，他离我而去，84岁高龄，寿终正寝。说来奇怪，他在世时我从没有过筋骨伤，他过世后我却常常有，不是搬石头用力过猛筋滚了槽，就是爬高摸低扭了脚踝。其实也不奇怪，八九岁的孩子才是好动好闹惹狗嫌。

听说邻村也有一位会理筋骨伤的老人，于是父亲带我找了他。老先生的治疗，是先用手轻轻地在局部揉好久，然后上药酒。药酒是从箱子里找出来的，貌似很珍贵的样子，只将碗扣过来，在碗底倒上一点，抹在伤痛之处。抹完药酒，老先生要在患部隔空抓来抓去，好像要把病痛抓走一样，我至今不能理解他在干什么。连着治疗多天，仍不见起色。

老先生无奈之下，使出了"必杀技"。民间的奇法往往没有名字，只要知道能治什么病，怎么做就可以了，这大概也是《肘后备急方》和《备急千金要方》很少记载方名的缘故吧。爸爸听了老先生话，到河边拣了好多白石英石拿回家。

这些白石英被放在灶火中煅得通红，随即放入铁盆之中，待我把受伤的腿悬在盆上，滴入白醋少许，顿时热气蒸腾。这时要立即盖上褥子，让受伤的腿接受热气的熏蒸。《老残游记》里说吃了人参果，全身三万六千个汗毛孔无一不舒畅，我的左腿的六千个汗毛孔，也像吃了人参一样，真是无一不舒畅。热气渐减，就滴醋继续反应产气，直到火力衰退，物理化学反应都完毕了，这次治疗才算结束。每次治疗可以持续约一刻钟。我很快喜欢上了这个治疗，简直成了生活中一大享受了。

熏蒸几次之后，疼痛完全消失，肿胀也明显减轻了。本来不能下地的我，在熏蒸完的一小时之内，也可以弃杖而行了，只是走起来有点瘸，仿佛鬓龄学步。这个方法既然奏效，那位治伤的老先生家自然也就不去了。大约过了半个多月，我就可以一瘸一拐地去上学了。

15 年后的今天，我已经学医 6 年了。当读到一本名叫《急救仙方》的宋代急救方书时，才知道我当年用的方法有个很响亮的名号——霹雳火。

《急救仙方》是外科痈疽疔疖的急救专书，霹雳火疗法本是用来内疗急救的。内疗之证和外疗类似，也会见到恶寒发热，头疼体痛，也有大渴欲饮水。此外多了一些更严重的症状，如胃口呆钝，不想吃饭喝水，头晕眼花，卧床不起，眼神呆滞，唇色发青，手足肿胀、厥冷，脉搏消失等。最主要鉴别点是初期体表看不到疔疮，所以叫内疗。

霹雳火疗法需要准备这些材料：鹅卵石、炭火、淀桶、竹椅、杓、荆芥末、米醋。竹椅要放在淀桶上，杓放在竹椅下。荆芥末调入米醋中，放置淀桶内。取鹅卵石数枚，放入炭火中煅至通红，放入杓内。病人裸体坐在椅子上，用被子从头到脚捂好，把桶也捂在被子内，只留口鼻在外面。将荆芥醋不断浇淋到煅红的鹅卵石上，会产生大量的蒸汽。直到患者遍身汗出，连同头面都要有汗出才可以。对于虚弱的病人，火力不可太大，以防其不能耐受。如果火力微弱，未达到出汗的目的，可以继续加火。

我当年所用与此相仿，不过用了白石英石。《急救仙方》的霹雳火疗法是对于外科急重症——内疗，因病势紧急，所以要全身熏蒸；因邪毒内蕴，所以要在醋中加入荆芥借火力开表透毒。构思巧妙，不可等闲视之。

民间还有一些方法，也可看做霹雳火的衍生。只是有的太过简陋，再用来临床治病，未免不合时宜了，若当故事听还是可以的。

话说去年寒假回家，一位中年妇女谈及其治病经历，她所用的方法竟然也是霹雳火一类。20多年前，她生下第一个孩子，从此开始了无休止的双手关节疼痛，遇冷则剧痛难忍，半夜常常会疼醒，洗衣服必须用热水才可以。民间多认为是没有做好月子，受了风，中医叫"产后风"，现代医学却认为是无病呻吟，产后抑郁导致。她因病痛难忍，就诊于当地一位医生，屡服药物无效。这位医生无奈之余遂授以单方，声称不用花钱就可治病。其法取陈年的盖房用的土坯，放在炭火中煨至通红，放入盆内，将自己小便浇上去，顿时热气蒸腾，迅速将双手置于热气中，用被衾覆盖。绝招果然管用，用了几次之后，夜间已不会疼醒。用小便熏蒸双手，难登大雅，但在乡间能治病，也顾不得这么多了。

不过，我一直觉得，即使用点醋浇上去，也是可以取到同样效果的，因为霹雳火用的就是醋。

灸法祛寒止涕

步入寒冬之后，北风凛冽，稍不留神便会感受风寒。由于各人体质不同，同样受风寒，症状却不尽相同。有一类气血怯弱的人，一年四季几乎不发烧，感受寒邪之后，主要表现为怕冷、喷嚏、流清涕不止。这类人平时还有爱打哈欠的毛病，此即《金匮要略》所说的"夫中寒家，喜欠，其人清涕出，发热色和者，善嚏。"因为鼻涕很多，需不断地擤鼻涕擦鼻子，鼻周很快被折磨地又皴又疼，患有慢性鼻炎的人更容易这样。润肤霜外用可以缓解一些痛苦，但究竟属于治标的方法，下面介绍一个简单而又实用的治本方法。

在人的背部有一个穴位叫大椎，是人体"诸阳之会"，此穴位于第七颈椎棘突之下，第一胸椎棘突之上，用手沿后颈部向下触摸，第一个凸起碍手的骨头就是第七颈椎棘突，骨下缝隙即大椎穴。点燃艾条之后，对准穴位施灸，可以振奋人体的阳气，灸10分钟即可。之后再用同样的方法灸肺俞穴，此穴平第三胸椎，旁开脊椎约2cm，左右各一，灸一侧即可。灸到清涕不流为度，一般需要20分钟，往往一次可以痊愈。

以上方法之所以有效，是因督脉的循行经过鼻子，大椎属督脉，根据"经脉所过，主治所及"，此穴可以对鼻子疾病起到治疗作用，不选用督脉的其他穴位而仅选大椎，是因大椎有很强的振奋阳气作用。肺俞是肺的背俞穴，可以治疗肺系疾病，而《黄帝内经》认为"肺开窍于鼻""在液为涕"，所以用此穴可以起到通鼻窍止涕作用。艾灸治疗寒证需要的时间较长，灸到鼻涕不流再停止，就是《伤寒论》常常提到的"以知为度"。

小儿推拿保安康

外甥女未满两月，按照当地的风俗，要到姥姥家住一段时间。她不哭不闹，即使生人抱着，也努力地睁着大眼睛宁静地望着，非常惹人喜爱。但自从住到我家之后，大便次数明显增多，也许由于水土不服的缘故，每天都要大便3到4次。本以为小外甥女的肠胃能渐渐适应姥姥家的风土，可是一天天下去仍没有起色，大家得随时准备着换尿布，正常生活都被扰乱了。我这个学医的小舅舅不得不出马了。

小外甥女尚不满两月，除了吃母乳之外，连奶粉都很少喝，更别说吃药了。针灸也是行不通的，她的小身体还没有长全，362个经穴还没有完备呢。权衡之下，只好选择推拿了。说来惭愧，我虽是学针灸推拿专业的，但素来对推拿不感兴趣，总以为揉揉按按难起急症沉疴，所以用在推拿学习上的精力很有限，更莫论钻研小儿推拿了。此时山乡僻野，没有书籍供翻检，也无网络可以查询，不禁有"书到用时方恨少"之叹。

依稀记得在手掌劳宫穴的周围有八个穴位，这八个穴位组成了一个穴组叫"八卦"。沿着八卦穴组推摩叫"运八卦"，可以调理小儿脾胃。然而正推和反推的功效恰好相反。中医治病讲究虚实补泻，《灵枢》说"补泻反则病益笃"，可此时我偏偏记不得哪个方向止泻哪个方向通便了。转念一想，脾和胃动静结合，相辅相成，胃纳则脾磨，脾升则胃降，大方脉里的调脾胃名方多是寒热并用、补泻兼施，我何不效法于此呢？拿定主意之后，我便和姐姐各推一只小手，分别向不同的方向推，各推了一百多遍。

奇迹竟然诞生了，当天下午推完之后，一夜安然，直到第三天才排了大便。以后的几天小外甥女都是2到3天排便一次，恢复了往日的节律。第一例成功之后，又陆续治了几个肠胃失调的小儿，这些小儿有不满周岁的，也有牙牙能语的，有排绿色粪便的，有矢气、排便恶臭的，也有服小儿七珍丹导致腹泻频频的。我都用"运八卦"这么一个方法，并且推一次就有显著疗效。只是随着小儿年龄的增长，推的次数也应翻倍，满周岁可以下地行走的小儿，外加揉按足三里、阳陵泉等。

返京之前，我又教了姐姐一招"打马过天河"，这个方法是用来退烧的，因其名称奇特，印象较为深刻。操作方法是：施术者左手托住小儿手臂，右手食中二指在小儿前臂内侧由腕横纹向肘横纹推。这个简便的操作叫"清天河水"，如果热度超过39℃，先用食中二指蘸冷水从腕横纹向肘横纹拍打数次，然后再按"清天河水"方法推一次，推完之后再蘸水拍打，再推一次，如此重复。这个操作就叫"打马过天河"了。小儿脏气轻灵，神经系统尚未稳定，感冒后容易发高热，而高热又容易引发惊厥抽搐，损害大脑。在中医传统儿科中有"变蒸"之说，每隔一段时间，小儿会感冒发烧一次，这个发热的过程叫作"变"或者"蒸"，经历一次变蒸，小儿的免疫力就能提高一截。如小儿变蒸高热时，误用或过用了抗生素等寒凉药物，最终会妨碍小儿的健康成长。为了小外甥女的健康成长，我提前教会了姐姐这个退热方法。

需要注意的是，行"打马过天河"治疗后四五个小时，小儿体温会更高一些，此时不要惊慌，这是体内邪热向外透散的表现，再过三个小时，汗出来就会退烧了。

说起小儿推拿，已经有千余年的历史了。今天，在市场和医疗政策的双重推动之下，小儿推拿更是开展得如火如荼。若将小儿推拿学比作三千弱水，文章中提到的"运八卦"和"打马过天河"则是弱水三千之一瓢。

清代名医程钟龄在《医学心悟·自序》中说："病卧于床，委之庸医，比于不慈不孝，是以为人父子者不可不知医"。为人父母的，为了宝宝的健康成长，可以在工作之余学习一些简便实用的推拿疗法。古谚语说："要想小儿安，三分饥和寒"，小儿容易得的病无非是食积和着凉感冒，读完此篇，至少学会"运八卦"和"打马过天河"这两个治疗食积和感冒发烧的方法。推拿的次数根据小儿的年岁而定，一般来说要"婴三百，小三千，大三万"。

巧用气味治大病

五脏对应五气,《黄帝内经》已有明言。不同的气味对五脏是有调理作用的。

首先,芳香之气可以消毒。我国古代医家,在应对传染病的过程中,发明了辟瘟香囊,香囊用苍术、藿香、雄黄等气味芳香之品制成,用来消毒防止传染病。SARS 流行期间,南京中医药大学周仲瑛教授,曾带领学生连夜赶制香囊 5 000 个,送予一线大夫佩戴,以降低感染几率。

其次,香窜之品可以宣散气血。宋朝以降,医界和民间皆盛行香药治病,贵族多佩戴名贵香料制成的香囊,更有因香料耗散气血而生病的。一女子病神昏,不食不语,请来名医朱丹溪诊治。朱丹溪刚进入室内,只觉异香扑鼻,再诊视患者,只见其面色无华,双脉沉弱,余无不适。忽悟及芳香走窜之品,可以耗散脾气,脾伤不能藏意,故现神昏不语不食,遂嘱咐家属撤掉香囊,处以养阴血固脾气的药物,患者很快就苏醒了。另外,孕妇要远离麝香,以防香窜之气引起流产,已经成了生活常识。

最主要的是,医家巧用气味,可以出奇制胜治大病。有一则忘了出处的病案。一青年男子虚羸至极，没有食欲，闻到药味也要呕吐。医生再三思索，想出了一个妙法。其令患者每天天刚亮的时候出去锻炼，锻炼完毕之后，去村口卖熟牛肉的铺子，观其煮牛肉，但只准闻香味，不准喝汤吃肉。逐日增加锻炼量，半个月之后，允许患者等候牛肉煮熟以后喝一小碗牛肉汤，再半月之后允许吃牛肉。其实，哪里需要半个月，患者一开始活动完毕，闻到肉香味，就已胃肠渐开，馋涎欲滴了。为了让脾胃完全醒来，医生特意告诫只闻肉香，不准喝汤吃肉。

如果说，上文香气致病和闻肉香疗病只是个案，那么以下两位医家则已将气味疗法提升到治疗经验层面了。

蒲辅周治一老年妇人，热病后期湿邪留恋，胃肠不开，虚弱不能进食，服药胃肠也不能耐受。蒲辅周无奈之余，遵循《黄帝内经》"临病人闻所便"的教诲，仔细询问并观察患者的喜好。最后发现，患者闻到龙井茶的香气时，有想饮茶的欲望。蒲辅周茅塞顿开，便令家属煮上好龙井，患者闻到香气，渴欲索引时并未立即给饮，而是等待胃肠渐醒，乃稍稍予服。龙井茶气味芳香可以醒脾，入口时味微苦、辛兼甘淡，辛开苦降，淡渗利湿。经此气味疗法，病人的肠胃逐渐恢复，能耐受饮食和药物，最终痊愈。后来，蒲老还用同样的方法治疗过多人。

蒲老先生是通过临证启悟，有意识地使用气味疗病。而民国时期上海名医夏应堂，则将气味疗法作为温病后期，肠胃不开，食欲不佳的常规疗法。遇到这类患者，夏应堂多问人平素喜好，及此刻想食用何物。然后命家属将患者所喜好的食物，精致烹调，令患者闻其气味。夏应堂应用最多的是鹌鹑肉，因此物气味醇美，最能勾起食欲。若佐以芳香药物一起炖，香味可弥漫整个病室，有很好的醒脾作用。

　　所谓"医之所病病道少"，气味疗法，作为一个独具特色的传统治疗手段，不应该掩埋在黄卷之中，应该广泛用于临床，造福更多的患者。

关于吐法之反思

又是一年夏初季节，一位同事的远在渭河之畔的亲戚，"八百里加急"快递来了一箱新鲜的"道地"甜瓜。大家正在一起享用着爽脆而甘甜的小瓜，只听得一位吃到甜瓜尾巴的朋友感叹了一句："尾巴有点苦啊，不能吃。"我随口回答："甜瓜的蒂是一味药物，古代用它催吐。"无心之对白，不禁勾起了我对"吐法"的反思。

早在汉代，医圣张仲景将甜瓜的蒂捣碎为散，命名为瓜蒂散，专门涌吐痰涎以救急，从此奠定了"吐法"作为中医八法之一的地位。其他的七种治法分别为汗、下、和、温、清、消、补，与这七法相比吐法几近湮没，但是吐法在关键时刻可以救命。国医大师熊继柏讲过一个早年乡间行医的经历，当时正值饥馑之年，人们饥饿难耐，一天突然有了吃的，生产队一位小伙子拼命地吃，吃到后来腹胀如鼓，气息将绝，请来熊继柏诊治。眼看患者将要活活撑死，情急之下他想到了吐法救急，当时手头没有药可用，灵机一动，他让生产队员采来了许多桐油子。桐油是大戟科的，种子可以轧油，味道极苦，捣烂给小伙子灌入，很快就开始大吐，把胃里的东西都吐干净了，救回一条命来。

吐法应用少的重要原因是吐起来实在难受，有过醉酒经历的人都知道"呕吐"的痛苦滋味。吐法是逆生理的，这是与汗、下二法最根本的区别。汗法是通过发汗药物来开腠理，腠理之开闭，生理即有之，其表现即是"出汗"；下法乃使二便通调以达到治疗目的，排泄二便亦是生理本有之功能，因此汗下二法，用药只需因势利导即可达到应有的效果。惟独吐法要作用于胃腑，胃的生理特点是"以降为和"，而吐法是要通过药物使胃气上逆，从而出现呕吐，有悖于生理，必须使用强烈的药物刺激胃腑为代价。

为了能使吐法改良，使之变得不那么伤身体，前贤尝试了不少方法。其中最著名的是朱丹溪的"倒仓法"，此法先取黄牛肉十余斤，放在大锅中加足水，慢火煮一昼夜，煮成稀糜状。病人独处一密室，饿了、渴了就喝牛肉糜，一直喝到肠胃所有的缝隙都被牛肉糜所填充，喝到上吐下泻为止。丹溪翁这个方法，是取牛肉糜的甘温补益脾胃，不伤害身体，似乎有以补药之体作泻药之用的奇妙。但究其实质，不过因油腻肥甘满灌胃肠，逆其"实而不能满"之生理，使其满而且实，终致满而上溢以作吐；终至"脾家实"，"腐秽自去"而作泻。

吐法虽然在中医临床基本不用，但却以另一种形式在急救领域得到了新生。服用毒物患者、因各种疾病导致胃肠瘫痪的患者，都会应用到"吐法"，这项治疗现在主要在急诊或 ICU 完成，传统的瓜蒂散、桐油子、黄牛肉都不会再拿来使用，只需将一根塑料的胃管，经过鼻孔下入胃中，接上洗胃机便可达到充分催吐的作用，也可以接上负压吸引器，以持续胃肠减压。

这些改良的"吐法"，虽可应急，却难以再现张子和式的疗疾奇效，吐法的灵魂也已荡然无存。

喉科擎拿术随想

喉科擎拿术，是干祖望先生的一门绝技，他从老师处学来此术，具体发明者已不可知。此法于晚清时期，在江南一带流传，是顶级喉科医生的必备绝技，此法的实质是一种循经推拿方法，原本没有名字，干祖望先生将它命名为"喉科擎拿术"。

这种绝技靠的是手上功夫，只有勤苦练功，才能在应用此术时达到桴鼓之效。干祖望先生少年时从老师处习此术，每天天方亮即起床练习，期间不准上厕所大小便不准吃饭。练习的方法是抓坛子，干先生称之为"抓坛功"。坛子是特制的，小口细颈，习练者扎好马步，一手抓一坛，双臂向前平举与肩齐，一练就是一小时，起初抓空坛子，待空坛子抓得毫不费力，则逐日向坛中加水，待装满水的坛子抓起来亦不觉费力，则改为装沙子，能轻松抓装满沙子的坛子，手上功夫便算练成了。一点不偷懒地练完这套功夫，需要三年。

这种事听起来非常像传奇的武侠故事，若非出自德高望重的儒医干祖望先生之口，我根本不会相信这是真的。想必能像干祖望那样卖力地练完三年的人，是屈指可数的。但如果了解了"喉科擎拿术"的功效，可能会有不同的想法。

"喉科"顾名思义，是治疗喉病。喉为气管之开端，是气息出入之要道，气对于人体的重要性，古代医家描述的非常准确，"不可须臾离也"。如果喉部出现了梗阻，气息不能正常出入，很快即可使人缺氧致死，走向死亡的时间慢则数小时，快则数分钟。因此，急性喉梗阻，是不折不扣的急症。有一种治疗喉梗阻的急救法叫作海姆立克急救法，此法的发明和推广救活了许多人，但此法是针对于异物梗阻气道，比如1971年宋子文吃饭时鸡骨头误入喉中气道梗阻而死，如果在场人员可以用此法救急则可救活，可惜海姆立克急救法在1974年才被发明应用。如果是因为喉部病变，导致喉头水肿，引起喉部梗阻，该如何解决呢？

曾经白喉肆虐的年代，患者病变严重时不只颈部肿大，喉部也出现严重的水肿而变得狭窄，病人出现呼吸困难，喘息抬肩，声音嘶哑，如果任其进展，很快便窒息而死，连买药煎药的时间都没有。作为一个救死扶伤的医生，难道忍心眼睁睁看着患者被活活憋死吗？这是我在从事急救专业之后，经常思考的问题。

我想，我生活在那个年代，作为一名医生，我可以容忍一个白喉病人窒息死去而束手无策，通过"病不可为也"安慰自己，但我不可能容忍一天之内十个这样的生灵相继地死去。

喉科擎拿术，就是在这样的情况下诞生的。如果不是亲眼看着师父通过娴熟的擎拿手法，救活了一个又一个将要窒息而死的病人，干祖望先生也不会"傻"到天天早起苦练三年抓坛功。干祖望先生学成出师之后，使用此法救活了大量的白喉喉梗阻患者，后来又将此法的练习方法、操作方法写成文章详细地介绍，并且担心读者读完或知难而退或不屑一顾，又叮嘱道：只要用此法给病人施治，就一定会有疗效，只是功夫到位的医生疗效神速，功夫浅的医生疗效较微。

将喉科擎拿术和盘托出后，干祖望先生并没有提倡推广，而是很客观地说：现代气管切开术和气管插管已经非常普及，简便易学疗效确切，已经没有必要再花三年功夫苦练抓坛功去掌握喉科擎拿术了。

我是一名 ICU 医生，保护危重患者的气道是职责所在，气管插管术已是必备技能，经过 ICU 改良版的气管切开术——"经皮气管切开"也在大多数的 ICU 中开展。写来这篇文章，不是为了吹嘘中医曾经的伟大，也不是为了悼念被时代淘汰的中医绝技。只是，越来越多的中医急诊重症从业者，在日益追求西医技术与时俱进的道路上，从心里把中医贬得一文不值，甚至产生了一种错觉：我在 ICU 坐拥这么多先进的脏器支持设备，都没能把病人救活，如果用中医治怎么可能救活？放在古代，岂不是早就死了多少回了！

真是这样吗？当然不是。

喉科擒拿术，只是举了一个例子，大家未挖掘到的宝藏，还有很多！

潜心研究医籍，将宝贵的中医实战经验引入现代临床治疗中，赋予其新生，提升病人的临床救治疗效，是我们这代中医人应该承担的责任。

漫谈物理降温

物理降温，是临床常用的对症治疗方法。每当值班的时候，患者体温升高，除了寻找发热原因对因治疗外，物理降温是最常用的处理方法。这种方法到底源于何时呢？出于满足好奇心的需求，似乎值得探究一番。

《黄帝内经》中说过："圣人动作以避寒，阴居以避暑"。所谓"圣人"，是先民中智慧超众者的代名词，人类在热的时候，会寻求凉爽的环境，这是出于生存的本能。在《黄帝内经·刺热篇》中，谈到了针刺治疗热病时的物理辅助降温："诸治热病，以饮之寒水乃刺之，必寒衣之，居止寒处，身寒而止。"可惜，《黄帝内经》里的这种物理降温治疗理念，就像它的解剖学一样，没能在后世发扬光大。

在继《黄帝内经》之后成书的《伤寒杂病论》，对于物理降温已是另一种描述了。张仲景在《伤寒杂病论》中说："病在阳应以汗解之，反以冷水噀之若灌之，其热被劫不得去，弥更益烦，肉上粟起，意欲饮水，反不渴者，服文蛤散。若不差者，与五苓散"。"以水噀之"，便是一种物理降温之法。这儿的"噀"读音为 xùn，是"以口含水喷之"的意思。从张仲景的文义中很容易读出，这里是批判"以水噀之"这种物理降温方法，而非提倡之。张仲景的批判，渊源有自。在《黄帝内经》论述热病时说过"体若燔炭，汗出而散"，"燔炭"是指烧的正红的炭，形象地描绘出热病患者肌肤灼热的状态，后半句的"汗出而散"，则是指运用中医重要的治疗方法——汗法，达到退热的目的。

通过发汗来达到退热的治疗方法，非常常用。实际情况中，并不是所有的发热，都能通过发汗来达到退热目的，但是在这种治疗理念的影响之下，虔诚的人民想尽了各种方法来发汗，喝热水、盖厚被、抱热砖、甚至躺在烧热的地上，不一而足。这些虔诚的取汗方法，固然治好了很多发热，但也治坏了不少。我曾遇到过一位青年患者，癫痫频繁，智力低下，询问发病原因时，其父亲不无惋惜地谈到："小孩小时候很好，很聪明，一次发烧的时候，就想让他出汗，当时 39℃ 多，盖了厚厚的被子，后来就烧的昏迷抽风了，从此就留下了这个病。"

物理降温的方法，显然是与发汗法背道而驰的。所以，一直没能在中医界广为流行。如果涉猎的古代医案稍稍广泛一些，很容易发现，看护患者的家属们为了避免寒凉影响发汗，还经常让罹患热病数日、已严重脱水的患者，严禁其喝凉水、严禁其通风、严禁其吃西瓜的记述，甚至为了达到目的会对患者进行肢体约束。没有医药知识的民众竟然可以颟顸到如此的地步，但救治过大量热病，行走在起死回生的路上的临床医生们，却深深地明白，古训并不总是对的。

有一则劝人行善的传奇故事，因为涉及了物理降温之法，被收录在了《名医类案》中，简译之如下：

有一个叫程元章的人，与妻皆嗜食鳖，婢女梅香负责烹饪，每次觉烹饪滋味不适口，便要将梅香暴打一顿。某天程元章得到了一只一尺见方的鳖，交给梅香烹饪。梅香操刀欲屠鳖时，睹其伸缩颤悸，于心不忍。便指着鳖说："我平时烹制稍有过失，必遭杖责，今天把你放了，也不过就是被暴打一顿而已。"于是就给鳖松绑，放生到了屋后的大污水池塘中。梅香自然受到了一顿暴打。

　　两年之后，梅香患了热病，发狂奔躁，不纳粥饮，体热，神志不清，一派阳热证象。程氏夫妇觉得梅香已无可救药了，便将她放在污水池塘上的茅亭中，等待咽气。第二天天还没亮，家人听见有人叩宅后之门，以为是鬼物，便厉声叱之使去，没想到敲门者突然答话说："我是梅香，病已好转了，让我回家吧。"

　　家人将信将疑开门，果然看到是梅香，急忙问她病是如何好的？梅香答道："半夜后仿佛看见一个黑物，将池塘的湿泥草一遍遍地盖满了我的身上，环绕了三四十圈，然后我便觉的心下开豁，四肢清凉，病苦全消，这时才意识到自己独自在亭子内。"程氏夫妇听完，并不相信。等到天黑的时候，让梅香像昨晚上一样躺在亭中，然后他们藏在一旁秘密观察。突然看见一只巨鳖自池塘中出来，口衔水藻、浮萍遮覆梅香之体。程氏夫妇不解，为何鳖会救她，梅香便将之前放生经历说了出来。

　　为了探个究竟，程氏夫妇将池塘的水全部放干，把鳖捉住了，比起当年又长大了几倍，当年尾巴上穿的孔还在呢。这才深信不疑，并深自悔悟贪吃杀生的行径。于是，他们把鳖放生到了深溪，并从此不再吃鳖。

这个故事的结尾，提到了某书中记载的"热证之极，猝未可解者，汲新井水浸衣裳，互熨为妙"，这书只是已经失传的一种文人笔记，而非医著。

清朝乾隆年间的名医叶天士，在出诊的途中，乘船行经洞庭湖时，与弟子们畅谈治疗温病的经验，这次谈话中明确提到了物理降温之法，谈话被弟子记录整理为《温热论》。叶天士说："妇女罹患温热病，和男子是一样的治疗思路，只是多了月经期和胎产期，怀胎期间患温热病，最怕温热邪气伤害胎儿，所以时刻注意保护胎儿，热度非常高的时候，可以用井底的泥盖在腹部，也可以用蓝布浸了冷水盖在腹部，来保护胎儿免受热邪伤害。"借着《温热论》的广为流传，这两种物理降温方法成了治疗规范。

井水在夏天给人的感觉是非常冰凉沁骨的，所以古人们想到了井底是最阴寒的地方，用井底的泥来敷孕妇的腹部，除了用其"低温"达到物理降温保护胎儿目的之外，还有其他的"阴寒"的治疗效果。蓝布的讲究，则在于古代是用青黛来染布使之变蓝的，青黛由大青叶发酵而成，大青叶即板蓝根的叶子，大青叶和青黛都有非常强的清热解毒的作用，所以蓝布贴敷兼具了物理降温和药物外治作用。

叶天士提到的物理降温方法足够巧妙，但只用于保护孕妇腹中的胎儿难免范围过窄。在叶天士去世二十多年之后，安徽有一个叫程杏轩的人出生了，他生活在医药非常发达的新安地区，长大后也成了一名非常出色的临床医生。程杏轩在治疗少儿高热神昏抽搐时，发明了一种针对全身的物理降温方法。

某年夏天，程杏轩发现很多小孩得了同样一种疾病，像惊风一样，发热之后很快出现抽搐，但是病情远比医书所记载的惊风重，死亡率也高得多。他意识到这可能是一种古代较少论及的新病种，治疗方法也必须别出心裁。他接治的第一个使用物理降温方法的患者，是当地乡绅方玉堂的孙女。患儿只有四岁，持续高热不退，手足抽搐，身体强直，眼睛斜视，牙关咬合作声，症状与现在的流行性乙型脑炎非常吻合。他在给患儿处以内服药物的同时，让家属挑来一担黄土，捶细铺于室内凉地上，黄土上依次铺好鲜荷叶、蒲席，患儿在治疗期间必须躺卧在蒲席之上，直到发热完全退去为止。在治疗期间发热好转，家属不忍心患儿躺在凉地上，晚上抱至床上休息，很快发热反复，如此反复两次，家属终于肯遵循程杏轩的医嘱。程杏轩为她精心治疗2周后，体温完全正常，治疗满3个月的时候语言功能方才完全恢复。程杏轩用这种物理降温结合药物内服治疗的方案，治好了许多同样的患儿，并将此法写入《程杏轩医案》广为流传。

物理降温，就这样在传统的中国缓慢地推进，阻力重重。一直到了20世纪五六十年代"乙脑"流行的时候，中医和西医共同协作诊治疾病时，中医对于冰袋外敷物理降温的方法仍旧心有芥蒂。后来经过大量观察发现并没有想象中那么严重的阻遏热邪外透的弊端之后，方才放心地使用起来。（事见《流行性乙型脑炎中医的治疗记实》）

现在物理降温已经广泛应用了，笔者所在的科室ICU，更是常常用到物理降温，降温的方法更是日益发达，从简单的腋下和腹股沟放置冰袋、到酒精擦浴，再到脑部重点降温的冰帽、再到冰盐水灌肠、冰盐水静脉滴注，再到高端复杂的连续性血液净化治疗，都可以根据需要使用。现在已经不会再有人反对物理降温了，然而泛滥的降温之外，古人们的"体若燔炭，汗出而散"的智慧似乎需要我们重新捡起了。

图文解说张仲景的心肺复苏法

在医圣张仲景的《金匮要略》中有一篇"杂疗方",注解《金匮要略》的医家接近百家,而对"杂疗方"进行注解的不足十分之一。我初读《金匮要略》时亦不曾留意此篇。待学习急诊重症专业之后,再翻阅"杂疗方",发现其所谈的皆是急救之术。以前著书的医家,多为儒医,儒医行医多在家中坐诊,基本接触不到猝然暴死之病,故对于"杂疗方"的实用价值不能认识。

本文就"杂疗方"中的救"自缢死"之法进行一个图文解说,因为此法正是后来风靡全球的心肺复苏术。此术最早见载于仲景之书,却在异域得到发扬光大。原文说:

"救自缢死,旦至暮,虽已冷,必可治;暮至旦,小难也,恐此当言阴气盛故也。然夏时夜短于昼,又热,犹应可治。又云:心下若微温者,一日以上,犹可治之。方:

徐徐抱解,不得截绳,上下安被卧之,一人以脚踏其两肩,手少挽其发,常弦弦勿纵之;一人以手按据胸上,数动之;一人摩捋臂胫,屈伸之。若已僵,但渐渐强屈之,并按其腹,如此一炊顷,气从口出，呼吸眼开，而犹引按莫置，亦勿苦劳之，须臾，可少与桂枝汤及粥清，含与之，令濡喉，渐渐能咽，乃稍止。若向令两人以管吹其两耳罙好，此法最善，无不活者。"

这段记述为古文，理解起来难度很大。我们先用一张图，还原场景。场景中至少有三个抢救者，其一脚踏肩、手挽发；其二手按胸、数动之；其三摩捋屈伸胫臂。画出的图如下：

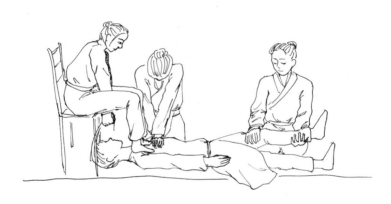

这张图看着似乎没错，三个人都在做着张仲景笔下所描述的抢救动作。但是如图抢救能救活吗？一定救不活。错误在哪里呢？在第一个人，如图中的动作，患者的气道彻底被压闭了，不可能产生通气。而另一个题外话是，汉代还没有如图中的这个椅子，抢救时也没空去找一把椅子来。

将场景的人物略作调整，变成第二张图，则一切井然有序了，这时足踏肩手挽发，可以达到开放气道的目的了。胸外按压与现在的操作一样，屈伸四肢是通过改善外周循环来促进循环恢复，这个曾有人报道过。只是在急救情况下，往往没有那么多人手，单人心肺复苏时只能做最关键的步骤，即胸外按压了。

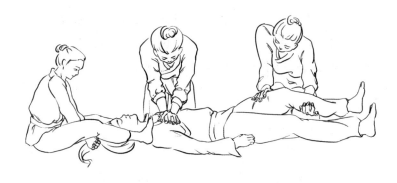

后文说"并按其腹"，即除了按压胸上，还可以按压腹部。如果与现代流行的心肺复苏术相比，此法实在荒诞，腹部按压并不能直接压到心脏，会有效吗？武警总医院的王立祥主任，对于腹部提压心肺复苏进行过深入研究，而且还发明了专用的按压仪器。他研究发现此法也能起到复苏作用，而且如果和胸外按压交替进行，能达到完美的协同作用。对于胸部创伤，按压可能导致严重并发症的人，通过腹部按压是有效替代的方法。所以，张仲景所说的"并按其腹"并不是荒诞不经的做法。

心肺复苏并不是目前流行的这一种方法。以前在参加急救培训时，宣讲"急救白金十分钟"的何忠杰主任，曾播放过一些视频，一位溺水的少年被民警救上岸，发现心跳已经停止。民警背起少年开始小步地奔跑，这是民间流传的一种急救溺水而亡的方法，大约过了十几分钟，溺水少年活了过来。这大概是通过奔跑的颠簸，起到了复苏的作用。何忠杰主任播放的这些视频是想要告诉观众，心肺复苏能按照指南标准操做是最好的，如果不会这个操作，只要用了听说过的一些办法，去尝试，去活动患者，就有复苏成活的可能。如果什么都不去做，一定不会自己苏醒。

此时再回头看"杂疗方"中记载的，种种奇奇怪怪的急救方法，似乎不再觉得那么荒诞不经了。遗憾的是，救自缢死的这种胸外按压法，被历来急救医家转辗抄写，治疗的适应证从没突破过"自缢死"这么一种病。一直到 20 世纪 60 年代，医学界把 Peter Safar 发明的口对口人工呼吸、William Kouwoenhoven 发明的胸外按压术、Lown 发明的同步电除颤，融合在一起产生了心肺复苏术，经过半个多世界的实践、改良、推广，已经广为人知，救活了无数的生命。

读书小志

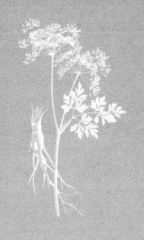

一幅立体的经脉循行图

最早读《灵枢》是在大一时候。学医之前常有疑问，十二经脉到底是怎么发现的？最早又记载于何处呢？读到《灵枢·经脉第十》，恍然得知最早载于此篇。而《灵枢》此篇的作者又从何得来这循行呢？十二经脉的循行，可不比其他经文的五行比类推演，若想凭空编出这么一篇完整细致的循行路线，实在不可能。学医时间越久，越被古人智慧惊愕。

第一次读这篇经文，只给我留下来一个印象：经脉循行要络属到每个脏腑，这些脏腑必须是有形实物，否则焉能谈络属？因此开始怀疑，启蒙课常说的"中医是功能的五脏不是西医解剖的五脏"可能是错误的。

读到大三，开始学习《经络腧穴学》，教科书上的内容竟然也逃不出《灵枢》经。十二经脉的循行主病，全部照录《经脉》篇，而且要求一字不差地背诵下去。这些经文中有许多晦涩难识的古字，查字典都费劲，电脑字库中也罕见收录。老师结合考证所得，一字一字地纠正我们的读音。如"上膈属肺"读 zhu，三声；"腨"读 zhuan，一声；"以屈下颊至顁"，读 chu，一声。就这样一条经一条经地讲，讲完背诵，背完了去实训室，男女生分开两室，两人一组，脱掉衣服，划经点穴。我当时形瘦，筋骨明晰，偶尔会被借来做示范，若同组的是位肉乎乎的，那完成学习任务着实要费一番苦心了。

这些深奥的经文，无论当年背得怎样纯熟，只要一放下了，很快就淡忘，更何况此次温习已是六年之后。这六年里读了三年急诊重症硕士，还在 ICU 里工作了大半年，许多必备的西医知识占据大脑，把本就不太牢固的经脉循经更冲得无影无踪。

拿起泛黄的《灵枢》，一字一句地读下去，背下去，辛苦了一整天，还是没能全背下来。但在吟诵涵咏中，再次被先哲的智慧所折服。十二经脉中的经气流淌不息，是一个动态的大循环。单从《经脉》篇作者行文所用的动词来看，已足以使人膜拜于古人文字之美。

肺手太阴之脉这一段的循行中，有"起于""下络""还循""上膈""横出""行……之前""入寸口""循鱼际"等动词。再补充其他经新出现的动词，大肠手阳明之脉有"贯颊""挟口""交人中"；胃足阳明之脉有"旁约太阳之脉""过客主人""至额颅""抵伏兔""下廉三寸而别"；脾足太阴之脉有"连舌本""散舌下""注心中"；心手少阴之脉有"系目系"；小肠手太阳之脉有"绕肩胛"；膀胱足太阳之脉有"下合腘中"；肾足少阴之脉有"斜走足心"；三焦手少阳之脉有"循手表腕""布膻中""以屈下颊至䪼"；胆足少阳之脉有"下加颊车"；肝足厥阴之脉有"环唇内"。

据以上大概统计，至少有 28 个动词，再加三个出现频率较高的形容词"横""斜""直"，一个语气词"吁"，可以构成一篇四言律诗了：

上下出入，过至抵别。

挟约交绕，循还走行。

注系散络，贯属连合。

环屈布表，横斜直吁。

难怪每每背诵《灵枢·经脉》篇都有生不如死的感觉。

古代的词汇本是稀缺的，从这篇经脉循行繁多的动词里，却看出了与《诗经》回环往复风格迥异的古文。《诗经》是用来吟唱的，一首诗中三段，可以只有三个字不同，其余一律重复。而《灵枢·经脉》篇关乎人之生命，不得有半点含糊。人体极其复杂精妙，其结构组成纷繁复杂，却又隐隐有序，这是造成本篇经文用28个动词的根本原因。

这些动词中，出现频率较高的"络"和"属"即脏腑表里相配的解剖基础，如心主手厥阴心包络之脉，出属心包络，下膈，历络三焦，即这条经脉由心包络出发，心包络是其本，三焦是心包络之表；也有不互为表里而相络者，如肾足少阴之脉，有一支从肺出络心，所以心和肾在病理生理上有千丝万缕的联系；同理，膀胱足太阳之脉络脑，所以用还魂汤（药物组成与麻黄汤相同）以醒神也是情理中事了。"上"和"下"指出了循行方向，极易理解，但应知将双手举起来再看十二经脉循行，阳经都是自上而下，阴经都是自下而上，只有这样才能阴阳维系。"出"和"入"既可言往来，亦可言深浅，如肾足少阴之脉，出于然骨之下，开始浅表循行，故肾经之五输穴可以浅刺以调经气，当其从"肾上贯肝膈，入肺中"之后，自幽门以至于俞府诸穴，岂是浅浅刺入即可取效？"抵""至""注"，同样是指经脉达到某处，"注"却如江河汇入汪洋，肝足厥阴之脉注肺中，脾足太阴之脉注肺中，肾足少阴之脉注胸中，循行由此而止，其所提示之生理意义自不待言。"抵"只是到了，稍事休息，可以继续前行，故小肠手太阳之脉"抵胃"属小肠；胃足阳明之脉抵伏兔，而后继续下膝髌中。"至"是真到目的地了，不再走了，胃脉有一支"循发际，至额颅"，用承气汤类治颅脑病变，固其宜矣。脾足太阴之脉和肾足少阴之脉，俱与舌相关，而脾脉"连舌本，散舌下"，肾脉"挟舌本"，轻重有别，故有解语丹从脾论治失语。

这28个动词，若真细细寻绎下去，一本书也说不完，先就此打住吧。清代的沈彤写了一本解剖书叫《释骨》，古老的解剖名词皆来自《黄帝内经》，而《黄帝内经》里的筋骨之名，十有八九出自《经脉》篇。文所以载道，而非炫字语之绮丽，这篇《经脉》篇用尽动词和解剖术语，无非是恐大道不传，或传而不全，或全而不详。我们应透过这些纷繁的字句，穿越千年时光，还原一个立体三维，川流不息的经脉图。

丹溪翁针砭医界时弊的名著

《局方发挥》不足三万字，未分卷，亦无目录，是朱丹溪的主要著作之一。全书以问答形式展开论述，共涉及《太平惠民和剂局方》中的 132 首方。

全书根据论述的内容可以分为以下七节：

第 1 节，从"《和剂局方》之为书也"至"倘蒙改而正诸，实为医道之幸"，此为本书总论。

第 2 节，从"今世所谓风病，大率与诸痿证浑同论治"到"观此则是非可得而定也，非吾之过论也"。

第 3 节，从"又观治气一门，有曰治一切气"至"今湿在上，宜以微汗而解，不欲汗多，故不用麻黄、干葛辈"。

第 4 节，从"或曰：《局方》用药多是温补，或以为未合中道"，至"彼以积热、痼冷为叙方之篇目，其得失可知矣"。

第 5 节，从"泄痢一门"至"此三病者，若因其逼迫而用峻剂，岂不误人"。

第 6 节，从"或曰：《局方》诸汤，可以清痰"，至"并是嬉笑作罪，然乎，否乎"。

第7节，从"或曰：妇人一门"至结束。

第1节为本书总论，从中可以得知丹溪翁所处时代的医学发展状况，以及写作此书的目的。

距丹溪翁学医前200余年的宋代政府，为了搜集有效良方，曾下旨征召天下名医高手进献秘方，这些秘方送到太医局进行试验，并严格按照处方配制成药出售。宋代政府为了解决看病难的问题，将这些有效的方剂汇编成册，于宋元丰年间，编成《太平惠民和剂局方》十卷刊行，此书很快在民间流传。人民生病之后，可以根据症状查找相对应的方子，然后到政府设立的和剂局购买。这样既省去了看病的复杂过程，又避免了煎药等复杂程序。人民很快喜欢上了这种模式，迅速出现了"全民皆医"的盛况，这种现象一直持续到丹溪学医的年代，连朱丹溪本人也不得不对宋朝政府这种惠民措施表示赞许。

然而，在"全民皆医"的盛况之下，各种弊端也开始显露。首先，《太平惠民和剂局方》的盈利性质，使得成药的主治具有夸大宣传的广告色彩。其次，人体是极其复杂的，不可能每个人都按照《太平惠民和剂局方》的主治去生病。为了扭转时弊，丹溪翁写了这本《局方发挥》。

第2~7节，是丹溪翁对于《太平惠民和剂局方》诸多方剂的具体评述及发挥，重点内容在于"发挥"而不在于"评述"，这也是本书为何以《局方发挥》为名，而不以"局方砭"命名的缘由。

对于《太平惠民和剂局方》的批判，主要从两方面进行。第一是从内部寻找矛盾，比如一首方剂的主治中出现病机截然不同的两种病，或者主治是虚证，而所用药物大部分为祛风散邪之品；第二是与《黄帝内经》和《伤寒杂病论》进行对比，比如《太平惠民和剂局方》有主治云："治一切上气"，丹溪则从上气的病机进行论述，当包括呕、吐、吞酸、眩晕等症时，历举《伤寒杂病论》中治疗这些症的辨证分型用方，多达十几种，以此来证明《太平惠民和剂局方》的不合理。

而发挥的部分，是丹溪学术思想的体现，从2~7节，养阴思想贯穿始终。

第2节主要论述痿证，其认为痿证的核心病机是肺热，而痰积、热、湿、湿热、气滞，是经常兼有的。需要辨证论治，灵活处方。

第3节和第5节可以合并来看，是丹溪对消化系统疾病的论述，包括吐酸、噎膈、泻痢。其认为吐酸属热，用《太平惠民和剂局方》温燥方药治疗吐酸只是一时的疗效，长期使用温燥药会耗伤胃阴，最终使疾病缠绵不愈，其经验用药为吴茱萸、黄连，此即流传于后世的左金丸。然而丹溪的本意，只是以此二味药根据时令不同，互为佐使，主要药物为苍术、茯苓，剂型为"汤浸炊饼为小丸"。噎膈的核心病机，丹溪认为是阴血不足，胃脘干枯。泻痢的核心病机是湿盛作泻，但又要分寒热，张仲景治疗泻痢可下者十种，可温者五种，《太平惠民和剂局方》的温涩法只适用于肠虚感寒的滑泻。对于没有里急后重的下利，丹溪附载三则医案，皆用四物汤加味治愈。丹溪之善用四物汤由此可见一斑。

第4节是对《太平惠民和剂局方》痼冷、积热门的发挥。对于积热门的常用方剂，丹溪对其属性和归经进行了精彩论述，兹不赘述。对于痼冷门，丹溪认为恶寒战栗是热证，并附录了三则用通泻法治愈的恶寒病案。

第 6 节是针对《太平惠民和剂局方》里用来代茶饮的保健方的论述，旁及市面出售的各种果汁饮品。《太平惠民和剂局方》的代茶饮方，以各种香药为主，如丁香、沉香、檀香、豆蔻等，再添加酸甘药品。丹溪认为平人常服，会出现辛散耗气，甘味腻膈的弊端，不值得提倡。而市面出售的舍利别（果汁饮料），虽然甘甜可口，但其原材料多数都非性平之物。如金樱做成的饮料能够引起小便不利，杏、杨梅、蒲桃做成的饮料能引动胃火，酿生湿热。

第 7 节批评时人滥用《太平惠民和剂局方》妇科方，使有的无病产妇饱受辛燥耗血和逐瘀伤血之弊。提出了"初产之妇，好血未必亏，污血未必积，脏腑未必寒"，只需"衣食起居，勤加调护"，自可无病。

本书还体现了丹溪注重食疗的临床特色。其论痿证，在辨证用药之外，还要淡薄食味，才能取得好的效果；对于吐酸患者"教以粗食蔬菜自养"；一噎膈患者，丹溪令其长期服用牛乳，间断服用甘蔗汁，最终痊愈；对于没有病的产妇，丹溪建议不要服用黑神散，不要进食肉食。先吃半个月的白粥，偶尔可以加入一些石首鲞（一种有开胃消食，健脾补虚作用的鱼），半个月之后再渐渐进食肉类。

丹溪的时代与我们相去近 700 年，而这本《局方发挥》却是历久弥新的。近年中医经方界不断提倡的"方证相应"，电视养生节目引导下的"全民皆病""全民皆医"，市面上各种中药凉茶的畅销，仿佛又在重复那个时代。此时读一读《局方发挥》，也是对我们时代的反思。

医理也可"格物致知"

《格致余论》成书于 1347 年，此时朱丹溪已经 67 岁，医术更是炉火纯青。宋濂序言中说，"君年既高，所见益粹精，其自得者多前人所未发，乃徇门人张翼等请著为书若干篇，名之曰《格致余论》。"此书在医界被公认为丹溪翁的代表著作，从整本书的体例来看，没有刻意的分类编纂，行文比较随意。这样的体例有利于著者充分发挥，却不利于读者迅速掌握书中要旨，故试着将本书内容类编成九章如下。

1. 颐养之道：饮食色欲箴序、饮食箴、茹淡论、醇酒宜冷饮论、色欲箴、房中补益论、养老论、慈幼论。

2. 医理发挥：阳有余阴不足论、相火论、春宣论、夏月伏阴在内论、天气属金说。

3. 脉学阐微：人迎气口论、左大顺男右大顺女论、脉大必病进论、涩脉论、治病先观形色然后察脉问证论。

4. 方药杂谈：脾约丸论、秦桂丸论、石膏论。

5. 专病论述：痛风论、痎疟论、臌胀论、疝气论、呃逆论。

6. 临证须知：倒仓论、治病必求其本论、大病不守禁忌论、虚病痰病有似邪祟论、恶寒非寒病恶热非热病论、面鼻得冷则黑论、痈疽当分经络论、病邪虽实胃气伤者勿使攻击论。

7.妇产新论：乳硬论、经水或紫或黑论、受胎论、胎妇转胞病论、胎自堕论、难产论、难产胞损淋沥论。

8.经文阐释：生气通天论病因章句辨。

9.医家评述：痘疮陈氏方论、张子和攻击注论。

对于颐养之道，丹溪认为"饮食之欲，于身尤切"，故将《饮食箴》作为第一篇。饮食方面，丹溪提倡清淡饮食。丹溪翁认为食物的性味有出于天赋者，也有出于人为者，"天之所赋者，若谷菽菜果，自然冲和之味，有食人补阴之功，此《黄帝内经》所谓味也；人之所为者，皆烹饪调和偏厚之味，有致疾伤命之毒，此吾子所疑之味也。"老年人精血渐虚，虚热上浮，对于"物性之热者，炭火制作者，气质香辣者，味至甘腻者"，多吃不如少吃，少吃不如不吃。十八岁以前的青少年和婴幼儿，血气俱盛，如日方升，阴常不足，肠胃尚脆而窄，对于质地黏稠或者干硬、味道过咸、过辣、过酸、过甜、性味偏热、偏湿等食物，皆应避免。哺乳期的母亲，也应注意控制饮食和情欲，以防小儿吃到有病气的母乳而患病。

医理发挥部分，重在阐述"相火"和"阳有余阴不足"。丹溪翁认为相火寄居于肝肾二部，"天非此火不能生物，人非此火不能有生"。然人之"五神"易受外物感惑，则相火易于妄动。人之情欲无涯，凡人无时无刻不在惑于外物，相火无时无刻不在煎熬真阴，阴虚则病，阴绝则死。而人身之阴形成比较缓慢，故人之生也，阳有余阴不足。《春宣论》和《夏月伏阴在内论》二篇，是为矫正时人滥用药、误用药之弊端而作。《天气属金说》则与医理相去较远了。

脉学阐微部分，记述了丹溪翁诊脉的一些经验。《涩脉论》专为初学者而作，令初学者知涩脉固然多见于虚寒，也有因于瘤热者，"或因忧郁、或因厚味、或因无汗、或因补剂，气血沸腾，清化为浊，老痰宿饮，胶固杂糅，脉道阻塞，不能自行，亦见涩状"。《脉大病必进论》，是丹溪翁发现，洪大之脉见于内伤是阴虚为阳所乘，见于外感是邪胜客于经，二者都是疾病加重的表现。《人迎气口论》《左大顺男右大顺女论》是从正反两方面论述，男子以气为本，女子以血为本，右脉（又名"气口"）主气（肺、脾、命门皆以气为主），左脉（又名"人迎"）主血（心、肝、肾皆以阴血为主），故男子病中见右脉充盈说明正气充足，病势为顺，女子病中见左脉充盈说明阴血充沛，病势为顺。《治病先观形色然后察脉问证论》，是告诫诊脉时还要先观人之勇怯、肌肉、皮肤等体征，和脉诊合参才不致误诊，此点对于临床很有指导意义。尤其以脉诊自诩者，更应读此节。

方剂杂谈之《石膏论》，从石膏的质地和物理性能，论述石膏味甘能缓脾益气，止渴去火，味辛，能解肌出汗。最精彩的是此节中论药物的命名原则，可以参看。《脾约丸论》，丹溪翁论述了麻子仁丸治疗脾约，只适宜于有热且气血充实者，若东南之人虽有热而气血不充，不宜使用。《秦桂丸论》，则力辟时医专用秦桂丸之温燥治疗女子不孕。

专病论述部分，《痛风论》是中医古籍对于痛风病最早的记载和论述，丹溪翁认为此病血受热沸腾之际，外为寒邪所迫，治疗以辛热为主要方法，也有一特殊治法需要用到桃红四物汤加味，此篇第三则医案的方药已经具备了血府逐瘀汤的雏形，不知王清任是否从中得到启发。《疝气论》中，丹溪翁率先提出疝痛的病机是先有湿热内蕴，再有寒邪外迫，方用乌头、栀子二味等份煎服，起效迅捷。

《呃逆论》《痃疟论》《臌胀论》三篇，体现了丹溪翁治疗病邪深入时，补脾气、养胃阴，扶正以却病的思想。

第六部分临证须知，是丹溪翁临证思维的体现，值得细细玩味。倒仓法以补药之体作吐泻药之用，首见载于丹溪翁。《痈疽当分经络论》从六经的气血盈虚论述痈疽治法，最精彩者是少阳厥阴经痈疽的论述："诸经惟少阳、厥阴经之生痈疽，理宜预防，以其多气少血，其血本少，肌肉难长，疮久未合，必成死证"。

第七部分论述妇产科疾病，《乳硬论》对乳房的各种肿块如乳痈、吹乳、乳岩等的病机、转归、治疗进行了详细鉴别。其余各篇的论述，皆以补气养阴血贯穿始终，充分体现了朱丹溪的学术思想。

第八部分仅有一篇《生气通天论病因章句辨》，丹溪翁通过对王冰注《黄帝内经》经文的不同见解，将王冰句读的"因于湿首，如裹湿，热不攘，大筋软短，小筋弛长，软短为拘，弛长为痿"重新断句为"因于湿，首如裹，湿热不攘，大筋软短，小筋弛长，软短为拘，弛长为痿"，提取出了《黄帝内经》的湿热病机，此句读一直沿用至今，并且使这句经文成了湿热痿证（包括男科病的阳痿）治疗的经典依据。

第九部分是对两位名医及著作的评述，陈氏治痘的治法以温中为主，时医推崇备至，以致温燥滥用，弊端由此而生。丹溪翁于是作此篇告诫时医，痘疮挟寒者可用陈氏温中法，挟热者不宜滥用。《张子和攻击注论》评述张子和的笔墨不多，从《格致余论》所记录的医案来看，丹溪翁也擅用吐法，此必得益于子和之学。此篇更像是丹溪翁对自己医学生涯的回顾和总结。丹溪翁通过一生的医学实践和体悟，最后总结出了自己的学术思想，那就是"阴易乏阳易亢，攻击宜详审，正气须保护"。

医文并茂的肺痨专书

从越南留学生手里买来七折的《理虚元鉴》，已经三年过去。三年期间，始终无缘翻开。

这次在医院值夜班，决定"宠幸"《理虚元鉴》。夜里九点半开始读，读到十一点，读完了上卷。这一个半小时的阅读中无数次心潮澎湃，无数次拍案叫绝，很久没有这样的感觉了。

此书是虚劳专著，所谓"虚劳"是以肺结核为主，旁及其他各种脏气虚损状态。首列脉法16条（脉法总括算一条），皆出自经验，切于实用；再论虚劳总治法，要本于肺、脾、肾三脏，其中阳虚统于脾，阴虚统于肺；次论虚劳成因有六，分别为先天禀赋不足、后天消耗过度、痘疹等疾病消耗、外感愆延、生活境遇不佳、误于医药；最后论虚劳要未病先防，预防主要在于节欲保精、注意随气候变化加减衣服、一旦生病要禁服燥烈药、苦寒药、伐气药，开始正规治疗之后，要坚持长期规律服药。以上四部分是本书核心，此外还夹杂一些议论，比如虚劳中咳嗽和吐血等症状的处理。本书下卷是对上卷提到的方药的论述，以备检索使用。

记忆里，中医书籍大都要引经据典，汇总前贤之说，再参以己意，洋洋洒洒，读之如嚼蜡。《理虚元鉴》竟然颠覆了这种印象，让我开始体会什么是"临床家"写的原创书。

在"阳虚三夺统于脾"一节中，汪绮石云："阳虚之症，虽有夺精、夺火、夺气之不一，而以中气不守为最险……以急救中气为最先。有形之精血不能速生，无形之真气所宜急固，此益气所以切于填精也"，这一论述准确地揭示了重症救治的核心思路。

当读到"心肾论"，"以先天生成之体论，则精生气，气生神；以后天运用之主宰论，则神役气，气役精"，心中悬而未解的精神气互化关系竟一目了然，怎能不拍案叫绝？

"红症初治法"一节，"吐红薄厥之症，初治用犀角地黄汤不效者，以犀、地虽有凉血止血之功，而其力尚缓故也"，此必久经验证，而后有此论断。至于"凡吐血正涌之时，法宜重在止血，宜以炒蒲黄、炒侧柏叶、棕灰三味为主"一句，则临床家的急救思维跃然纸上。继言"若血势过盛不止者，再用清金散、碧玉丹，一坠其火即降；更不止，再加童便；甚至血势涌溢，并汤药无隙可进者，须以热酒灌其两足，自能引火下行而血渐止，然后投以上药可也。"则已将止血大法次第列出，使读者临证时有法可依，不至慌忙失措。

"虚火伏火论"一节辨别虚火实火堪称精辟。虚火，"动于气而未着于形。其见于症，易升易降，倏有倏无。其发也，尽有燎原之势，或面红颊赤，或眩晕厥冒，种种不同，而皆可以温润补肾之剂，以收其浮越……"。实热，"其先动于气，久而渐着于形，如烧热之物相似。其见于症，有定时，无定处，无升降，无变迁……"。

"三禁"一节云，"有因胃弱而用椒、胡、茴、桂之类者，其害等于二陈；有因烦渴而啖生冷鲜果之物者，其害通于知柏；有因气滞而好辛辣快利之品者，其害甚于青、枳。"我即胃弱者，汪绮石所言禁忌我都在触犯。因为胃弱所以常有口淡无味，欲进食厚味；进食后运化不佳，津液不能上承，所以烦渴欲啖生冷；啖生冷后虽快于一时，片刻之后即胃胀不适，气滞中满，需要辛香开泄。初以为只要自觉舒适，便无大碍，读到此节才知所为无异于戕生。

除以上论理精彩，尚有医文并茂之笔，读来荡气回肠者。如"虚症有六因一节"云，"从来孤臣泣血，孽子坠心，远客有异乡之悲，闺妇有征人之怨，或富贵骄泆滋甚，或贫贱而窘迫难堪，此皆能乱人情志，伤人气血。"

书中诸多精彩之笔，使我启发良多，不能一一列出。只需开卷，便知所言非虚。全书四万余字，可以一气呵成地读完。

一部中医诊疗中风病的指南

张山雷，江苏嘉定人，35 岁时著成《中风斠诠》一书。这本书以张伯龙《雪雅堂医案·类中秘旨》为基础进行议论发挥，博采古籍的同时，还参考了西医学知识，是民国期间研究专科疾病的优秀著作，堪称中医诊疗中风病的指南。

全书分为三卷，约 13 万字。第一卷《中风总论》占去二分之一的篇幅，主要从各个角度对历代论中风的文献进行评析，以说明中风的核心病机是《素问·调经论》所说的："血之与气，并走于上，则为大厥"，以及《素问·生气通天论》所说的："血菀于上，使人薄厥"。而气血上并的原因是肝阳化风，风阳鼓动所致。古代用祛除外风的方法治疗中风病，是与病机南辕北辙。

第二卷是本书的精华部分，也是内容最少的一部分，仅占全书六分之一。张山雷在此卷系统归纳了治疗中风的八个步骤。分别为闭证宜开、脱证宜固、肝阳宜于潜镇、痰涎宜于开泄、气逆宜于顺降、心液肝阴宜于培补、肾阴渐宜滋填、通经宣络。

开闭和固脱二法，是针对危症状态的急救。以前限于医学的发展水平，抢救技术有限，必须开闭之后，才能谈得上内服药物治疗。

搐鼻、揩齿、探吐，皆属于开法，方如白矾散、稀涎散。至于脱证，张氏认为属于阴不能敛阳的居十之八九，而真阳衰微，需要用到参附汤或三生饮的不过十之一二。治疗时，当恋阴益液之剂与潜镇虚阳之法并进，急起直追，才有可能挽救一二，用药如人参、鸡子黄、阿胶、龙牡、玳瑁、龟板、鳖甲。元气渐固，神志渐苏之后，患者多有倦怠嗜卧的表现，从传统中医理论来分析，此时应注意补气，至少应该益气与养阴并行。但是，张氏根据自己丰富的临床经验指出，此时"尤必以此等大剂（益液与潜镇）继续投入，以固根基，以扶正气，方不至药方甫过，中流无砥柱之权，虚焰有复腾之虑，则中气更衰，痉厥再作，益难图治"。

潜镇肝阳，是张氏在本书中论述最多的。他把潜镇肝阳的药物分作三类，第一为介类，珍珠母、石决明、玳瑁、牡蛎、贝齿、龟板、鳖甲（石类中有吸力的磁石、龙骨也可归为第一类）；第二类为金石类镇坠之性见长者，黑铅、铁落、赭石、辰砂；第三类为石英、浮石、玄精石、寒水石等。同时配伍既有降泄肝胆又有化痰开窍作用的猴枣，起效更捷。医界治疗中风，多崇尚清法，张氏则明确指出："仅知清法，终觉药理薄弱，不能胜任，远不如潜降之速效"。

开泄痰涎一法，张氏主张首先区分虚实。而有一类药物，无论实证虚证皆宜使用，它们是胆南星、天竺黄、竹沥、荆沥、菖蒲、远志。张氏还指出了医界习用的牛黄、麝香的弊端。其认为牛黄清心火有余泄痰浊不足，麝香则芳香猛厉，泄散无度，反而助气火上越，耗伤元阴。

对于顺降逆气，张氏无特殊发明，只是草草带过。培养心液肝阴，张氏告诫要用药清淡，如枣仁、淮小麦、茯神。至于滋填肾阴，并无特殊用药，张氏所强调的是用药的时机。一定要"气火既平，痰浊不塞，乃可徐图滋养"。通经宣络治疗肢体不遂，是疾病进入恢复期时的治疗，若在早期，气火未平，断然不可用治疗痹证的风燥药物来治疗肢体不遂。一旦到了恢复期，一定不能延误服药时机，正如张氏所云："究竟活血通络以疗瘫痪，亦仅可施之于旬月之间，或有效力，若其不遂已久，则机械固已锈蚀，虽有神丹，亦难强起矣。"

另外，第二卷的《脉法总论》有两处论脉极其精彩，摘录如下："内风之动，气升火升，以致血逆上涌，冲激脑经，其脉未有不弦劲、滑大、浮数、浑浊者，甚者且上溢粗击，虚大散乱。盖病本于肝，火浮气越，自有蓬蓬勃勃、不可遏抑之态。弦而劲者，肝木之横逆也；滑而大者，气焰之嚣张也；浮数者，阳越不藏，其势自不能沉着安静；混浊者，痰阻气机，其形自不能清晰分明。且也气血奔腾，逆行犯上，脉象应之，而上溢入鱼，促数搏指，亦固其所。尤其甚者，既为震动，而脉络周流，失其常度，或为豁大而无神，或为散乱而无定，固已几几于一蹶不振，大气不返之危矣。"

"必镇摄潜阳之后，上促渐平，搏击渐缓，弦劲者日以柔和，浮散者日以收敛，庶乎大气自返，可冀安澜。而指下模糊，浊大不清者，则气血痰涎，互为凝结之见症也。镇潜化痰，频频清泄，而奔涌之势，渐以和缓，即浑浊之形，渐以分明，此则临证治验之历历可指者。若夫涩小微弱等脉，在肝阳暴动之处，气盛火升之候，固是理之所必无，而亦为事实之所或有，则闭者气塞已极，脑神经之知觉、运动，几将全失其功用，而周身脉道，胥将凝结不通，于是弦、滑、洪大之脉，渐以涩小，渐以沉伏，此则大气不返之危机，势已邻于一瞑不视。"

第三卷《古方评议》，占去本书三分之一，张氏详细评述诸方，尤其赞赏风引汤的用药思路。总的来说，开关、固脱、潜镇、化痰四类古方继承的内容多，后续各类方，则是批判的内容多，发明的内容少。综观《中风斠诠》全书，文采飞扬，说理透彻，对中医学理论多有阐发，尤其设定了中风病的治疗规范，使后来治疗中风者有法可依。唯独论及东垣补气升阳之法，多有批判，而从现代临床看，中风病属补阳还五汤证者，不在少数。

我国第一部医学通史

大二那年，在图书馆漫无目的地浏览，像觅食的小牛一样，四处啃点青草。无意之中，陈邦贤先生的《中国医学史》进入了我的视野，这是团结出版社的一个版本，属于"民国珍本丛刊（插图珍藏本）"书系的一种。插图与文字相衬映的排版方式很快吸引了我，当一页页读下去时，视野也在渐渐开阔，吸引我的已经是图片和文字以外的敏锐眼光和哲思。

这本书是陈先生 30 岁（1919 年）时完成的，是我国第一部医学通史，后续的各种《中国医学史》虽各有千秋，然而其学术地位总显逊色。

本书无论是体例还是选材，都是极具特色的。全书将我国医学分为上古、中古、近代、现代四个时期，再合以第五篇——疾病史，洋洋洒洒 30 余万字。每个时期必详述其医学制度、疾病名称及医学著作。而中古和近代两期，又很注重与外来医学交流融合的讨论。这一点无论是在当时的中西医剧烈碰撞期，还是现代的中西医不可分割期，都很有借鉴意义。而"现代时期的医学"，则记录了民国时的医学状况，尤其于医政和医学教育记述尤详。这为后世的相关研究保留了很多的原始资料。

"疾病篇"以西医病名为纲，归纳了历代医学典籍中常见的病名，虽然尚不完备，尚有牵强之处，但这是符合时代要求的，即使现在，这也是中医界亟待研究整理的课题。从同时代的范行准先生晚年的力作《中国病史新义》，到新中国成立后余岩的《古代疾病名候疏义》，再到近年中国台湾编著的《中西病名对照辞典》，都是对这一课题的继续深入研究。

陈先生除了写就这部《中国医学史》外，还是中国中医科学院的建院元老，曾为早期科学院的建设四处奔走，延揽人才，鞠躬尽瘁。先生于1976年贫病交加之中去世，享年87岁。

我们在阅读陈先生的《中国医学史》时，除了受益于书中的知识和思想，还应读到其为中医药事业终身奋斗的精神。

黄竹斋治疗中风的奇案集

　　黄竹斋（1885—1960），又名维翰，字竹斋，晚号中南山人，又号诚中子，近现代著名中医学家。陕西临潼人，铁匠出身，十八岁才学习文化，自学成才，民国时期，参与过国医馆工作，后因时局不靖，曾在终南山隐居，专心著述。黄氏学识渊博，临床经验丰富，于伤寒学说和针灸学造诣深厚，擅长针药并用，而且旁通文史，熟谙天文历法，生平著述近60种，最具代表性的是《伤寒杂病论汇通》《伤寒论集注》《金匮要略集注》。

　　新中国成立后，奉调入京，参与中医研究院的建院工作，主要在西苑医院针灸科从事临床，针药并用为其特色。黄氏最绝的是针药并用治疗中风，因疗效突出，人称黄氏治中风是"抬着进来，走着出去"。黄氏传世的医案很少，这本仅存的《黄竹斋针灸医案选编》，记录了其行医生涯中的一些病案，其中就包括了西苑医院工作期间的中风病案。

　　黄竹斋先生于方药则崇汉唐古方，而且多以原方取效，很少随意加减。医案记述简明扼要，只存方名，不罗列药物。医案集中使用频率最高的是续命汤类，尤其《金匮要略》记载的《古今录验》

续命汤。可以说，黄竹斋是古今以来使用续命汤治疗中风最频繁的医家。本书记载的中风病，除脱证以外，都用到了《古今录验》续命汤，西医诊断来看，包括了缺血性中风和出血性中风，既有急性期，也有恢复期和后遗症期。医案没有记载每味药物的具体剂量，只记载用了多少剂，最多有用至几十剂的。续命汤还有一系列的加减变化，黄竹斋先生以《古今录验》续命汤为主，如果患者表现为虚寒明显则加温阳之品而成小续命汤。

我们中医学强调辨证论治和整体观念。本着辨证论治的精神，中医处方用药颇具灵活性。然而，在临床实际中，疾病的明确诊断也至关重要，一个明确诊断的疾病，是应该有一个共同的病机、病程及预后转归的，也是可以用一类方来治疗一类病，甚至用某个特定的方治疗某个特定的病。黄竹斋先生的治疗方案，恰好把握住了这个共性。以中风病为例，续命汤的使用率达到了80%，基本是专病专方了。这是这本医案集最具特色的地方。

本着整体观念去临证处方，中医师会有执一方欲以涵盖疾病所有方面的趋势，这在现代的中医临床中很常见。这本《黄竹斋针灸医案选编》却是别开生面的。黄先生在治疗某些病时，很注意把握疾病的主要矛盾，给以对证处方，效专力宏。所以，有时治疗一个病，会用到好多张方子，而于方药之转换，进退有度，次序井然。俨然有将帅运筹帷幄之风，在阅读的过程中，常有击节称快酣畅淋漓之感。

中医急救与守方而治，是这本医案集的又一个特点。中风病，乃虚损渐积而成，发作虽速，其病之由来却缓；因发病急骤，故需急救，必先取速效以保命，因病之来也缓，故其去也渐，所以常守方服几十剂甚至几百剂。临床有的疾病，不是中医治疗的效果不好，而是患者坚持的疗程不够长。

具备了以上三个特点，这本医案集就有了其独特的价值。它可作为针灸医案来读，也可作为学用经方的教材来读；可供医学生阅读，以坚定其对传统中医学之信仰，也可供临床医师阅读，以开阔其临证思路，提高临床疗效。

二十六史医家传记新注

中华五千年的文明，孕育了很多伟大的医学家，他们中的许多人没有著作流传，其学识经验都随肉躯长眠于地下。汉代司马迁在《史记》中首次为医者列传，此后历代医家中皆有被载入史册的。借着或详或略的传记，这些医学家们生前显赫的声名，卓越的疗效，精辟的论述得以留传下来。

这本《二十六史医家传记新注》，便是对《二十六史里医家传记》的汇编注解。从作者杨士孝的序言中得知，杨先生早在1957年至1958年即完成了第一次注解，1978年冬至1980年夏进行了"新注"，最终于1986年出版。

对《二十六史医家传记》的研究不止杨先生一家。著名医史学家陈邦贤，辑录了《二十六史医学史料汇编》，于1982年作为内部资料刊行。钱远铭主编的《经史百家医录》于1986年出版，本书除了搜集二十五史的医学内容，还有十三经、官办丛书、民办丛书、诸子百家、小说笔记等非医学书籍中有关祖国医学的内容。

那么，杨先生这本书的特色在哪里呢？

首先，在于史学的专业性。

医学家作为历史人物，生活在当时的年代里，与很多历史事件息息相关。传记除了描写医家的生平和医术，还涉及到了许多古代的地名、官职、历史人物、历史故事，若将这些人和事都一一注解，一个医学专业者是很难做到的。而杨士孝先生是辽宁大学历史系副教授，是史学专家。史学专家来注解史书是再合适不过了。

以《旧唐书·孟诜传》为例。孟诜识破武则天药金事件（赐给大臣的不是真黄金而是一种外观极似黄金的"药金"，即一种合金）后，"则天闻而不悦，因事出为台州司马。后累迁春官侍郎。睿宗在藩，召充侍读。"短短的 29 字，涉及的古代地名有"台州"，古代官职有"司马、春官侍郎、侍读"，历史人物有"则天、睿宗"。不了解这些名词，很难理解孟诜的人生经历。杨先生注释云："台州：在今浙江省临海县；司马：唐代州刺史的属官，是刺史的助手，不掌武职；春官：武后光宅元年，改礼部为春官（中宗神龙元年复旧），唐代吏、户、礼、兵、刑、工六部的首长称为尚书，副首长称为侍郎；睿宗：名旦，高宗第八子。始封豫王。关元 684 年，武后废中宗（名哲，高宗第七子），立为皇帝；及 690 年改国号周，以为皇嗣。698年，中宗自房州还，复为皇太子，武后封旦为相王。此言睿宗在藩，即指其为相王时说的。"经此注释，我们对孟诜的人生起伏便有了直观的认识。

其次，在于医学的专业性。这一特色，只能从文中的注释来评判了。

《史记·扁鹊仓公列传》："若太子病，所谓尸蹶者也。夫以阳入阴中……"对于"阳入阴中"的注释，直接引用了《难经·二十二难》。这必须充分理解领会原文的意思，又熟谙《难经》才能做到。

书中还多处引用《素问》《灵枢》《伤寒杂病论》等医学典籍的经文进行注释，可见注释者医学知识的渊博以及对各部经典的融会贯通。《旧唐书·许胤宗传》云："时柳太后病风不言，名医皆治不愈，脉益沉而噤"，对于"脉益沉而噤"注释为："沉脉，轻取不应，重按方得。在表初感之际，反见沉脉，乃寒邪外束，阳为阴郁，不能鼓搏脉气于外之象。"这样的注释，只有深谙医理脉理才能做到，很能体现出注释者的医学造诣。这类精辟的注释在书中比比皆是。

除了二十六史的内容，杨先生又分别从《世补斋医书》《医史》《南雷文案》中选出了《张机传》《王叔和传》《张景岳传》。用杨先生的话来讲："本书如果没有这三个伟大医家的传记，实难看到祖国医学发展的规律性和一切发明创造的继承性。"这样的认识，不是仅仅有史学修养所能达到的。在"作者简介"中，杨先生把自己归为中医爱好者，然而从字里行间，我们可以发现，先生过谦了。

最后，这本书还因作者刚直不阿的品性增彩不少。

文革时期，杨先生针对"四人帮"对新编历史剧《海瑞罢官》的批判，在辽宁日报上发表了题为《悼海瑞，哭精华》的文章，在国内引起了强烈的反响。先生也因此而遭到"四人帮"的残酷迫害，几乎致死。在这本书里，杨先生把他的刚直不阿的精神带进了注释，这在《清史稿·傅山传》中体现最多。"冯溥强其入谢……仆于地"，对"仆于地"注释云："是说强按傅青主磕头，他就直挺挺地栽倒在地"，这一形象的注释，充分体现了作者对傅青主人格的崇敬，"使后世或妄以许衡、刘因辈贤我，且死不瞑目矣"，对许衡、刘因的注释中，均明确冠以"无耻文人"，我们从中可以看到杨先生嫉恶如仇的性格。

林琴南的"养生"家书

　　近来在上下班的路上，蚕食般地读完了《林纾家书》。林纾，字琴南，福建闽县人。我初知琴南先生是在高考前读《非常道》一书时，此书仿《世说新语》，专记近代特立独行的人物。琴南先生的独特，在于他不懂外文，却能在别人的讲述下，将外文小说快速翻译成畅销的文言文。琴南先生还是位深藏不露的武林高手，这是在偶然翻阅其《技击余闻》时才了解。

　　不过，在谕子家书里，琴南先生既不是古文家，也不是翻译家，更不是武林高手，而是没有一丝狂狷，甚至处处流露着"迂腐无能"的老父亲。琴南先生疼爱孩子，除了教他认真学习，堂堂正正做人之外，还在努力教会他善养其身。家书中说："凡为人子，要体贴亲心，先要保养身体，次则勤力学问，此便是孝。"这句话可以作为林琴南谕子的宗旨。以下我们就一起来看看，这位少年时自号"狂生"，一辈子桀骜不驯的琴南先生，如何细腻地教育孩子保养身体。

一、季节养生

1. 早春防燥

琴南先生在早春时节的家书中说："去年无雪，防来春气候不佳，人易生病，汝可买水萝卜食之，亦万不可多食以碍脾"；另一封家书则说"你母亲防而阙凉，须时时买梨食之。梨出山东，较京为便宜，可勿吝此小钱。"早春气候最为干燥，梨与水萝卜是极好的润燥之品。

2. 盛暑避秽

暑假时的家书，则教导孩子如何避暑秽之邪，"汝此次暑假，每日必至广德楼观剧，暑盛汗蒸，人类不一，臭气熏人。座之左右，难保无瘟病垂发之人，吐纳口风，为尔吸受，蕴毒于内，不成疫病，发此疮毒，尚属轻极"，给孩子的建议是"每三夜到第一舞台一次，舞台宏广，且夜凉，无炎蒸之毒，余亦可放心。"

二、饮食养生

饮食一日有三次，与人体健康和疾病密切相关。林琴南在家书中反复提及。对于初到青岛上学的孩子，家书中说："堂中菜蔬必不佳，但须努力尽两碗饭。"这种注重主食的思想是非常正确的。到天津上学后又写信说："又防体操极热之时，猛进荷兰水，以暴热中加以冷物，热冷相融，遂成疾病。"又说："汝非火体，即食鸭梨，不过一颗可耳。柿子切不可食，此物最凝滞碍脾。闻汝在京一食辄数颗，卫生家最忌不过。余年来无病，即不肯饮食过度也。"有一次孩子来信告知患了头眩，林琴南立即去信一封，信中结合自身的生病经历，仔细讲解了疾病的成因及饮食怡养之道，"唯头眩不是脑伤，是温动（笔者按："温"读 yun，与《金匮要略》桂枝加芍药知母汤条之"头眩短气，温温欲吐"之"温"同义，是中医水饮病的一个症状，指头眩恶心欲吐）。汝秉气非属火者，切不可多食凉冷之物。余少时饮麦冬、沙参，食尾梨、蜜梨，头常常眩晕。即近年以来，每遇头眩，即以手探喉，令之吐水。水吐，眩即愈。因此知尔头眩，决为温动。柿子凉冷凝滞，汝切勿食。"

三、运动养生

林琴南虽精于武术，对于孩子的体育活动，却不甚鼓励。其在信中说："体操一节，德人尚武精神。跳竿缘橦，汝身体未健，宁可为人笑其无勇，不可勉所不能。"此信发出不到一周又寄一信，信中重申"德人尚武，凡跳竿缘橦之事，原可裨益身体；唯身所不能至者，宁落大家之后。余望汝之学问，是在中外兼通，不在武力也。体操择其能者待之，力所不到，万不可强。当日陈芳齐之弟，与大学生陈季玉跳竿不已，虽得第一奖品，然胁部大伤，面黄如蜡，而学问停止至五年之久，虽不死，亦废人矣。"现在家庭教育，培养孩子事事争优，而不知因其禀赋，有所节制，最终反而害了孩子。典型的例子，即在体育训练中不知摄生，高温下锻炼意志力及体能，结果因热射病而丧生的。

除了以上归纳的这几点，还有些零碎的养生教诲，如"新寒之天，汝一切眠食，均须留意……多食空气，早睡早起。要耐性，性耐则肝火不动，不致郁怒之气冲入脑部"等。天下像林琴南一样疼爱孩子，希望孩子健康成长的父亲绝不在少数，而能如其一样，在家书中，处处细致教导养生之法者则罕见了。从这些家书中，除了学习养生之道，更应该反思如何做一个引导孩子健康生活的好父亲。

教父笔下的阳明狂证

对于中医业内人士来说，阳明发狂证不算稀奇。然而，百余年前，一个阳明发狂证的中国人，惊呆了美国教父明恩溥（Arthur Henderson Smith）。这位教父把这个中国人的"狂态"详细地记录了下来，并将之作为中国人生命力强盛的证据。

明恩溥在中国传教30余年，曾在中国大地上建立过教会、学校、医院，而且还促使美国政府返还"庚子赔款"，作为资助中国青年学生留美学习之用。凭借着30年的生活经验，他写了大量关于中国的著作，其中一本名为《中国人的气质》（*Chinese Characteristic*），书中描述了中国人民的种种特性。

在第十六章《生命力》中，明恩溥详细记录了一则阳明狂证，可作为《黄帝内经》所论述的"阳明证"的最佳案例注解。

患者是外国人雇佣的马车夫。1878年，他染上了流行的斑疹伤寒，这在当时是死亡率很高的一种传染病。车夫病到第十三天时，病情已相当危急，看样子是必死无疑了。谁也没有想到的是，他突然暴怒起来，一个人的力气可以抵得过好几个人。为了患者的安全，雇主特地安排了三个壮丁看护，不过，看护者很快被他搞得筋疲力尽了。

看护者想睡个安稳的觉，就用绳子把他捆在了床上。然而，看护者们熟睡之后，他竟然设法解开了绳子，一丝不挂地跑了出去。凌晨三点，一位看护者发现病人不见了，搜遍了整栋房子，最后发现他在十英尺高的院墙上（约3米）。没人知道他是怎么爬上去的，也许是先爬到靠墙的那棵树上。

这位患者并没有就此止步，他从墙上翻了出去，一路狂奔。两个小时以后，人们在护城河附近发现了他，"他的脑袋被紧紧卡在宫墙下面涵洞口的铁栅栏之间。显然，他是急不可耐地跑到这里来降温的，并且他被卡在这里很久了。"最终的结局，明恩溥是这样描述的："在回家的路上，发现他的热度已经完全退了。"

在《素问·阳明脉解》里，对阳明证的发狂症状进行了这样的描述："病甚则弃衣而走，登高而歌，或至不食数日，逾垣上屋，所上之处，皆非其素所能也……""弃衣而走"，是指脱光了衣服狂奔，现在的名词叫"裸奔"；"登高而歌"登上高处，大声呼喊歌唱；"逾垣上屋"是要翻墙爬上屋顶，这些高度是平时所不能攀爬的。明恩溥笔下的这位中国患者，这些症状基本都包含了。

中医历来的经验，阳明狂证总要承气汤泻下而愈，这例患者不药而愈是何道理呢？其实，患者因连日病重，进食会受到抑制，不会有严重的阳明腑实，经过剧烈的体力活动，大汗出后，毒素得以排泄，所以能不药而愈了。

中医为何没能治好孙中山的病

孙中山先生是我国革命的先驱，每读其《建国方略》，便被其自述深深感动，"文奔走国事三十余年，毕生学力尽萃于斯，精诚无间，百折不回"。可惜革命尚未成功，中山先生便在1925年因病而身先死，使人扼腕叹息。

中山先生的病常被中医界拿来谈论，作为中西医比拼的谈资。事实是，西医没能治好孙中山先生的病，中医也未能使之免于一死，二者没有什么好争论的，都是受制于医学知识和技术的时代局限性。在中山先生病危的时候，先后为其诊治过疾病的中医有萧龙友、陆仲安、周树荟、唐尧卿。何时希在《近代医林轶事》中曾对部分医家的诊疗进行了点评（其将"萧方骏"错当作西医实不应该，萧方骏即北京四大名医之首萧龙友），但何氏对于病情尚且难以明了，诊疗点评更难切中要害。中山先生的病状在《文史资料选编·孙中山先生的最后七十二天》中有较详细的记述，我在读此文时，对于其病状有了较明晰的认识，有必要对此公案作一定论。

结合现代医学知识来看，中山先生的病是肝内胆管癌，导致肝内胆管阻塞，继发化脓感染。所以其在北上途中多次出现寒战高热，协和医院起初根据此项症状诊断为"肝痈"。诊为"肝痈"只是诊对了后半截，限于医疗知识和医疗条件，对于导致肝痈的缘由并未搞清楚。当时抗生素还没有传入中国，对于化脓感染，手术引流是第一位，协和医院当时予以手术治疗，是完全符合当时治疗原则的。当时还没有微创手术，是开腹对脓进行的引流，缝合后的伤口只能靠自愈，没有抗生素防治感染。

如果在今天，孙中山先生的病是可以控制的，西医的治疗方案应如下：①抗感染＋营养支持治疗（当时西医不具备此条件）；②如感染仍不能控制，择期行超声引导下穿刺置管引流脓液；③待脓肿解除，感染控制，择期行肝癌切除手术。

当时西医无微创技术，所以只能开腹手术，当时还不了解，早期手术干预还未局限包裹的脓肿，会导致细菌入血全身播散，孙中山术后到死前心率始终在 100~120 次 /min，即是手术导致的感染播散引起脓毒症，没有抗生素的年代，只能生扛。医生将引流的脓液做了病理检查，发现了癌细胞。给中山先生治病的中医们，所拟定的治疗方案的失败，在于对本病认识不透彻。在当时，以解剖和外科手术见长的西医都不能对本病认识透彻，更不要说擅长整体治疗的中医了。

当时的中医用药，只注重继发的"身体虚弱"症状的治疗，而不知此是"因实致虚""大实有羸状"。如能识别此为外科病，在手术治疗之后，按照"消、托、补"原则，三法穿插使用，或可控制病情，带病延年。如果没有西医治疗，单凭口服中药，也难以挽回病势。

当年孙中山先生的病情和治疗方案逐日报道，在中医界引起了巨大的反响，很多医家纷纷发文或者写信给国民党中央，申述此病之中医治疗方案。关于萧龙友诊脉精准的传说之一，便是"为孙中山诊脉断出病根在肝，且已无力回天，后经协和医院手术证实"。其实，萧龙友受段祺瑞委派前来协和医院探望中山先生是1925年2月14日，在此前一周，2月5日的《申报》已刊出中山先生病情："其吸出之脓液，经分析化验之结果，断其病已在十年以前。忆民国五年间，中山先生即患胃病，盖即此肝部之癌作祟也。施治后，二十六日之夜，经过殊未见佳。"孙中山在2月6日还接受了一次当时还在研究阶段的镭锭放射治疗。孙中山的病情及协和医院的手术治疗结果，可谓已经天下尽知。

萧龙友的高明在于明知中山先生素不信服中医，且病已不可为，故只诊断而未处方，因其实事求是的作风，反而在中山先生死后医名更加隆盛。那几位开了方的医生，结局就不那么妙了，曾经在北京声名如日中天的陆仲安，在被疑黄芪误用后，便悄悄南下，从此医坛便不再听到"陆黄芪"的名号。周树棻和唐尧卿二位的医名，再也没有人提起过。

中山先生去世后举国哀悼，3月24日在中央公园内社稷坛大殿（即现在北京中山公园之中山堂）公祭。各界人士共数十万人纷纷前来参加，曾为孙中山诊脉的萧龙友也参加了公祭，并送来了挽联：

病榻识尊颜，明知为国忧劳，深恨无丹能驻景；

公园瞻遗像，不禁抚棺叹息，愿从有觉证他生。

《山海经》医药趣谈

　　《山海经》是我国古代一部奇书，此书奇特在包罗万象，而且书中所记述的东西想象成分与事实参半。此处只说说其中的医药内容。此书涉及医药者共 132 则。其中《山海经·南山经》14 则，《山海经·西山经》31 则，《山海经·北山经》27 则，《山海经·东山经》5 则，《山海经·中山经》55 则。其他部分则无医药内容。

　　《山海经》成书时期极早，彼时文明尚未交通，先民适宜生存者，首先为中原地带，因此中原一带人文较盛，对于自然界之认识亦较广，所识之病及治病之草木鱼虫亦多，共 55 则。西山一带处黄河之上游，文明开化较早，故所识之物亦多，为 31 则，排列第二。北部虽有群山环绕，亦有广袤之草原，较适宜生存，文明亦可起源，所记医药 27 则，居第三。东山则近于海，地为盐碱，不宜耕种，风浪莫测，先民无抵御之法，故其文明繁衍亦慢，所记医药仅 5 则。其余之海内外经、大荒经、海经，或为汪洋大海，或为沙漠戈壁，人迹罕至。所记述多来自假想推断，故记述本就简略，更莫论医药知识了。

　　《山海经》涉及医药的 132 则中，包含了大量的"药品"，举凡天上飞的、地上走的、水中游的各类动物，长在地上的草木和埋藏在地下的矿物，它们的药用价值都被先民所了解。这132则医药记载中，包含了草本药物41种，位列第一；鳞介类药物30种（其中鱼类27种，龟2种、鳖1种）位列第二；禽羽类药物22种，位列第三；木本类药物20种，位列第四；兽类药物13种，位列第五；矿石类药物7种，位列第六。对于药性理论也有了一些雏形，全书共提到"其味酸甘"五处，"其味如饴"两处。推测当时先民对于药物性味的认识，仅限可口宜食之味，对于"苦味""辛味"等不适宜食用，但又为治疗疾病所必须的性味还缺乏认识。后世的本草著作越来越完善，已经不会有人按照《山海经》记载的功效去使用这些药物，但通过记载反推当时的医疗状况，却是件有趣的事。

"吃药治病"说起来，就是把药片放在嘴里，用水冲服下去，或者直接喝熬好的中药汤剂。《山海经》里的用药方式，可不是这么单一，除了我们熟知的内服药物，有像佩戴香囊一样，通过"佩戴"药物治病，如《南山经》提到一种水生的植物"育沛"，其功效是"佩之无瘕疾"，即通过佩戴"育沛"达到预防肿瘤的目的；有使用药物洗浴治疗疾病的，如《西山经》记载一种草叫作"黄雚"，通过煮"黄雚"来洗浴，可以治疗疥疮（一种由疥虫感染而导致的具有传染性的皮肤病），还可以治疗水肿。以下的两种"药物使用"方法，读之不禁使人莞尔，一种叫作"席其皮"，通过睡在某种野兽的皮上，来达到治疗目的，如《西山经》记载一种叫"溪边"的兽类，席其皮可以不得蛊（一种寄生虫导致的腹部胀大的疾病）；另一种是通过饲养动物，来治疗心理疾病，如《中山经》记载"朏朏，养之可以已忧"，通过养"朏朏"可以治疗忧郁症，这个"朏朏"大概是一种长相很萌、憨态可掬的动物吧。

谈起需要治疗的疾病，我们会想到头疼、发热，高血压、糖尿病、肿瘤，可《山海经》里的病可不是这般模样。怕寒冷是个病，有"蓇柏"，可以使"服者不寒"；爱生气是个病，现实生活中也有很多人发现自己这个毛病，苦于无药治疗，《北山经》给出了治疗方药，"帝休，服者不怒"；妒忌心太重，也是病，服用"楠木"，"服者不妒"；人太笨了，在《山海经》里也是一种要治疗的病，"蒆草"，服之不愚。诸如此类，不胜枚举。这些治疗是否有效，尚且不论，但是能注意到这些异常的身心状态，并有意识地去进行干预，在当时是非常先进的医疗理念，现在身心医学在不断发展，所治疗的也正是这类疾病。

我们现在的城市化在不断推进，大家的生活离土地和自然越来越远，生活中考虑的也只是人与人之间的那些事情。在《山海经》的时代，除了治疗人的病，还有把医药用于动物的情况。那个时期，人的生活和各种动物都是紧密相关的。比如农耕之家，就要饲养牛，牛是一个农业家庭中重要的成员，牛生病了也要给它治疗，《西山经》记载"流赭，以涂牛马无病"，流赭大概是硫磺一类的矿物，熔点较低，温度高时呈液态，外涂牛马皮肤，从药理来讲可以治疗皮肤病、寄生虫病。《山海经》里出现频率较高的另一个涉及动物的医药是"毒鱼"，用来毒鱼的药有葶蓂、芨、芒草、莽草。毒鱼大概是为了猎鱼以为食，有过钓鱼经验的人都知道，钓鱼是件效率非常低下的捕猎方式，如果能有一种药投入水中，把鱼毒死，而这种药对人体又无害，则可以简便快速地获得大量的鱼以果腹。从现在生态保护的眼光来看，这种毒鱼的行为是要禁止的，但在那个时代人对自然的破坏力微乎其微，毒鱼也可以允许，况且，这些拿来毒鱼的草药，想来也不会如今天的农药那般酷烈，把鱼毒杀得一个不留。

　　在未读《山海经》以前，我对于医药的理解是，人出现了疼痛、发热、不能进食、抑郁或者检查发现了异常等才能叫作"疾病"，需要通过口服药物或者手术切除或者心理疏导才能叫作"治疗"，但读了《山海经》之后，脑洞大开，原来"愚笨""贪嗔"也是病，而从"养宠物"中获得快乐，也是一种治疗。

06材